DORMEZ MOINS
VIVEZ PLUS

Dans la même collection

DR THOMAS GORDON
La méthode Gordon expérimentée et vécue

DR RICHARD B. STUART
Devenez mince, restez mince

DR GEORGE WEINBERG
S'affirmer pour réussir
par le principe de « SELF-CREATION »

DR THOMAS GORDON
Cadres et dirigeants efficaces

DAVID LEWIS
Le langage secret de votre enfant

LINDA ADAMS
Femmes efficaces

ENCYCLOPÉDIE VIE PRATIQUE

EVERETT MATTLIN

DORMEZ MOINS VIVEZ PLUS

Traduit de l'américain par Sylvie Pagès
sous la direction de Promotion Littéraire

PIERRE BELFOND
3 *bis*, passage de la Petite-Boucherie
75006 Paris

Ce livre a été publié sous le titre original
SLEEP LESS, LIVE MORE
par J.B. Lippincott, New York

Si vous voulez recevoir notre catalogue et
être tenu au courant de nos publications
envoyez vos nom et adresse en citant ce livre.
Éditions Pierre Belfond
3 *bis*, passage de la Petite-Boucherie
75006 Paris

I.S.B.N. 2.7144.1351.X

TABLE DES MATIÈRES

A Barbara, tendrement.

REMERCIEMENTS

J'ai, bien sûr, trouvé inestimables les études sur le sommeil publiées par les meilleurs experts nationaux ; mais j'ai aussi découvert en ces experts des êtres prodigues de leur temps et indulgents face à mes nombreuses questions. Je remercie particulièrement les Drs Peter Hauri, de Dartmouth, Wilse B. Webb, de l'université de Floride, Laverne C. Johnson, du Centre naval de recherche sur la santé à San Diego, et Frederick J. Evans de l'université de Pennsylvanie. Je remercie également tout particulièrement ma rédactrice, Kathryn Frank, qui a contribué, avec intégrité et compétence, à affiner le message de ce livre. J'apprécie également l'aide apportée par Eva Zelig et Doris Howard à la préparation de ce livre.

AVANT-PROPOS

Le concept actuel de sommeil est en pleine mutation.

Les laboratoires, centres et cliniques modernes spécialisés dans l'étude des problèmes de sommeil n'ont pas réussi à apaiser la polémique concernant cette activité humaine primordiale. Malgré notre technologie avancée et le degré d'élaboration de nos recherches scientifiques, nous ne sommes pas en mesure d'établir une durée « normale » de sommeil. Personne ne sait véritablement ce qu'est le sommeil, quel est son but, ou même s'il représente une nécessité. L'état de sommeil est une chose unique et hautement personnalisée, variant pour un même individu avec les années, selon ses besoins mentaux et physiques du moment. Il est aussi reconnu qu'à certains stades le sommeil n'est pas aussi reposant qu'on l'avait supposé. En fait, il peut devenir un considérable facteur d'anxiété. Le pouvoir réparateur du sommeil, ou rêve, n'est pas non plus aussi significatif qu'on l'avait cru jusqu'ici.

Le besoin de sommeil, que l'on considérait comme un instinct fondamental, est à présent remis en question. Les instincts sont des pulsions de survie. Or, on observe que certaines personnes peuvent survivre en dormant peu ou même pas du tout, sans présenter pour autant de séquelles permanentes, physiques ou mentales. Les témoignages cliniques semblent impliquer que ce n'est pas la quantité, mais la qualité du sommeil qui le rend reposant et réparateur.

Puisque l'on remet en question le besoin de sommeil, qu'il soit inné ou acquis, et que les recherches concernant sa réduction n'ont mis en évidence aucun effet nuisible aux fonctions physiques ou mentales, surgit alors une question intéressante : pourquoi ne pas créer l'habitude de dormir moins et pouvoir ainsi mettre à profit plus d'heures de veille à des fins constructives ?

Everett Mattlin décrit ici une technique de modification du comportement, facile à assimiler, permettant de réduire sensiblement le temps de sommeil. Il vaut la peine de remarquer qu'il fait allusion à une réduction et non pas à une privation de sommeil. Psychologiquement, le deuxième terme évoque des images négatives ; néanmoins, l'auteur nous rassure, affirmant que non seulement la réduction, mais même la suppression du sommeil n'est pas forcément nocive. En fait, et contrairement à la croyance populaire, cela peut se révéler parfois bénéfique. Tout au long de cet ouvrage, il est suggéré au lecteur d'en appliquer la philosophie : faites une tentative et apprenez à dormir moins. Il est probable que vous vous en porterez mieux. Après tout, il n'y a rien à perdre, excepté un peu de sommeil.

ABRAHAM WEINBERG, médecin.
Cofondateur du Sleep and Somatic Therapy Center et de la clinique d'Hypnothérapie de Morton Prince.
New York, Juin 1979.

INTRODUCTION

Réflexion : quand avez-vous, pour la dernière fois, souhaité qu'il y eût plus d'heures dans la journée ? Hier, probablement, ou même aujourd'hui, car, avec les soucis et la complexité de nos vies trépidantes, c'est probablement notre souhait le plus pressant. Nous en venons inévitablement à restreindre nos listes de « choses à faire », ce qui ne sert à rien. Qu'il s'agisse du travail, qui tend à empiéter sur nos soirées et nos week-ends, de nos familles, de nos amis, ou des différents engagements que nous prenons envers foyer et communauté, la vie est une somme de demandes incompatibles qui exigent toutes du temps. Même en appliquant les techniques les plus récentes d'organisation astucieuse et d'établissement des priorités, il semble cependant qu'il manque toujours des heures à chaque journée pour arriver à tout faire, et que l'on ne dispose même pas d'une minute pour soi. En fait, il nous faudrait un moyen d'allonger les journées.

Si cela vous paraît utopique, pensez au nombre de fois où vous avez eu le loisir d'envisager soigneusement une solution. Si vous pouviez dormir ne serait-ce qu'une heure de moins, vous gagneriez un moment de calme et de réflexion le matin pour régler les questions professionnelles ou domestiques, ou bien un peu de temps le soir pour lire ce livre que vous négligez depuis trop longtemps, entreprendre quelque chose de nouveau, ou vous adonner à votre violon d'Ingres. Avec, dans la journée, deux heures supplémentaires, vous feriez peut-être même les deux. Tout ceci est évidemment bien alléchant. Puis on repense à l'état d'abattement et d'inefficacité qui succède parfois aux périodes d'importante réduction du sommeil nocturne. A croire que l'on a *besoin* de sommeil.

C'est évident. Nous en avons tous besoin. En revanche, peut-être n'avons-nous pas besoin d'autant de sommeil que nous le pensons. Bien que l'objet de recherches sophistiquées, le sommeil demeure un domaine presque inexploré vu le nombre des questions restées encore sans réponse. Un doute certain plane en tout cas sur le problème de la quantité effectivement nécessaire à la survie et à un bon développement. De très récentes recherches tendent à indiquer que la plupart d'entre nous pourraient, dans certaines limites, bien entendu, réduire leur temps de sommeil sans pour autant porter atteinte à leur santé ou à leurs facultés. En fait, cela pourrait même nous être bénéfique.

Ce livre vous proposera une méthode à appliquer. Il fera le point sur ce que l'on sait du sommeil et de la quantité dont le corps et l'esprit ont véritablement besoin. Il vous libérera de l'obsession des sept ou huit heures de sommeil quotidiennes nécessaires à un bon fonctionnement. Nous visiterons des laboratoires de recherches, analyserons des études tirées de revues spécialisées, écouterons ce que médecins, psychiatres et psychologues attachés à la recherche sur le sommeil ont à en dire et observerons les expériences de réduction de sommeil actuellement en cours, expériences qui sont menées dans le cadre de programmes subventionnés par l'État et l'Université. Nous examinerons les différents moyens d'améliorer la qualité de notre sommeil, ce qui nous aidera à en restreindre la quantité nécessaire. Puis, pour conclure, nous apprendrons à allonger la journée grâce à un programme soigneusement déterminé offrant une approche sensée, sûre et médicalement reconnue de la réduction du sommeil.

Il est difficile de modifier les habitudes de toute une vie ; voilà pourquoi la plupart d'entre nous éprouvent des difficultés après une ou deux nuits écourtées. Sans jamais oublier cette donnée, le programme de notre livre propose un plan de réduction graduelle qui vous laisse le temps de vous adapter progressivement à une nouvelle routine et de l'intégrer à votre vie. Ni pilule ni médicament, hypnose ou astuce quelconque n'y sont prescrits. En fait, tout ce que l'on exige de vous, c'est le désir sincère de dormir moins pour multiplier vos activités au cours des heures de veille ainsi retrouvées.

Or, c'est *bien* la motivation qui fait toute la différence. Après tout, le sommeil est certainement l'un des plus grands plaisirs de la vie. Vous n'aurez aucune envie de quitter votre lit plus tôt le matin s'il n'y a pas une raison particulière qui vous y astreigne, et il vous attirera irrésistiblement le soir si vous n'avez rien de mieux à faire. Nous savons tous à quel point la motivation influence notre attitude à l'égard du sommeil. En vacances, nous ne voyons aucun inconvénient à sauter du lit avant l'aube ; et, s'il y a un bon film à la télévision ou un bon livre à finir, nous n'hésitons pas ce soir-là à sacrifier notre sommeil. En compagnie de bons amis, nous pouvons discuter jusqu'à 2 heures du matin, mais dans les dîners ennuyeux nos paupières s'alourdissent avant même le dessert. Si pendant la révision d'un examen nous luttons tant bien que mal contre le sommeil et qu'un ami nous propose de sortir manger une pizza et boire une bière, nous ressuscitons miraculeusement. De toute évidence, rien ne sert d'avoir du temps si nous ne l'employons pas à une activité qui nous est agréable.

Cet argument simple mais essentiel nous est présenté par le Dr Nathaniel Kleitman, *professor emeritus* de l'université de Chicago et doyen des chercheurs sur le sommeil ; c'est d'ailleurs dans ses laboratoires que la recherche moderne sur le sommeil a véritablement commencé. Interrogé sur l'éventuelle réduction des heures de sommeil, sa réponse fut très directe :

« Vous *pouvez* vous entraîner à changer, de la même manière qu'une personne qui suit un régime se contraint à manger moins. Tout le monde y arrive. Que font les femmes, par exemple, lorsqu'elles ont des enfants ? Mais il faut que vous le vouliez vraiment, il faut que vous ayez quelque chose qui vous incite à veiller. Pour moi, il s'agit plus de vos capacités d'éveil que de la quantité de sommeil dont vous avez besoin : si vous êtes stimulé, vous resterez éveillé et donc vous dormirez moins. »

En fait, quiconque entreprend un programme de réduction de sommeil s'aperçoit rapidement qu'il lui est impossible de le dissocier du reste de sa vie. Bien sûr, lorsque nous sommes un peu souffrants, nous avons envie de rester plus longtemps au lit ; c'est également le cas lorsque nous sommes un peu déprimés, ou même que nous nous ennuyons. L'oreiller se révèle alors comme un véritable aimant. C'est l'un des aspects du sommeil qui intrigue particulièrement le Dr Ernest Hartmann, un psychiatre également professeur à l'université de Tufts et directeur du laboratoire de sommeil au Boston State Hospital. Il a constaté que les tensions et l'anxiété augmentaient souvent l'envie de dormir. Les gens calmes et équilibrés semblaient, eux, avoir moins besoin de sommeil. Bien que les experts en la matière ne se rangent pas tous à son avis, il est convaincu que les gens qui dorment peu sont plus actifs, plus confiants, qu'ils réussissent mieux et sont plus heureux. Il nous arrive parfois de faire allusion à une personnalité « endormie » ou « éveillée », et ces descriptions contiennent une part de vérité fondée sur le bon sens : quiconque cherche à agir, à accomplir des choses et acquérir de l'expérience répugne à perdre du temps à dormir.

Ce doit être votre cas, puisque vous lisez ce livre. Vous constaterez que suivre son programme de réduction de sommeil vous aidera à conquérir une nouvelle maîtrise de votre vie. Dès la première semaine où vous dormirez moins, vous gagnerez des heures précieuses, et ce que vous accomplirez alors vous donnera une impulsion nouvelle pour continuer. Vos buts prendront de l'ampleur au fur et à mesure que vous aurez atteint les précédents, renforçant chaque jour votre confiance en vous et vos motivations. Parallèlement, d'autres formes d'épanouissement se développeront : votre nouveau contrôle de vous-même, une plus grande efficacité, ainsi que le sentiment d'un potentiel croissant vous amèneront à mieux vous nourrir, à faire de l'exercice tous les jours, ou même à décider de mesures draconiennes pour améliorer votre santé, arrêter de fumer par exemple.

Une série de réactions se déclenche, nourrie des jaillissements de votre motivation. Tandis que vos vieux rêves deviendront peu à peu réalité, vous commencerez à jouir d'une approche bien plus positive de votre carrière et de votre épanouissement. C'est pourquoi l'effort vers la réduction de sommeil peut se révéler un excellent catalyseur et vous aidera enfin à prendre votre vie en main et à faire de vous-même le genre de personne que vous souhaiteriez être.

Je suis d'autant plus conscient des bienfaits que l'on peut en tirer que je les ai moi-même éprouvés. J'ai entrepris le programme proposé ici avec tout le scepticisme que vous apporterez certainement à votre lecture. Avec mes habitudes de sommeil ancrées depuis de si longues années, j'étais sûr ou presque de m'effondrer sans mes huit heures de sommeil, et je nourrissais aussi des doutes sérieux sur la validité médicale d'une telle réduction. Des recherches attentives me rassurèrent sur les conséquences physiques éventuelles, et en l'espace de cinq mois environ je suis passé de huit heures de sommeil à six, ayant acquis non seulement une vitalité nouvelle, mais aussi une ambition et un optimisme débordant.

Il se peut tout de même que vous vous découvriez inapte à suivre ce programme, que vous ayez absolument besoin de huit heures de sommeil, quelles qu'en soient les raisons. Mais vous ne le saurez qu'après avoir essayé, et les avantages devraient vous inciter à faire des efforts. Rappelez-vous que, de l'avis des médecins ayant mené des expériences de réduction de sommeil, la plupart des gens *peuvent* réussir et restreindre leur temps de sommeil, sans se sentir fatigués et sans menaces pour leur santé, leurs facultés mentales ou physiques.

De quel ordre peut être la réduction ? Pour la plupart des personnes dormant huit heures, on peut raisonnablement espérer diminuer le temps de sommeil de une ou deux heures. Pour ceux qui le désirent, il est possible de continuer. Mais, pour la plupart d'entre nous, gagner une demi-heure par jour serait déjà merveilleux ; et, avec une heure supplémentaire, vous pourriez enfin ranger votre bureau, apprendre l'anglais ou commencer le piano, ne pas abandonner votre violon d'Ingres ou vous mettre à une activité artistique qui vous tente depuis longtemps. Une heure et demie de plus par jour représenterait 547 heures par an, c'est-à-dire un mois supplémentaire.

I. LA DURÉE DU SOMMEIL : PAS DE NORME ÉTABLIE

Huit heures pour travailler, huit heures pour jouer et huit heures pour dormir.
Alfred le Grand, roi saxon du IXe siècle.
(aussi attribué à Maimonide, philosophe du XIIe siècle)

5 heures : se lever, se laver..., 22 heures : dormir.
Benjamin Franklin, *Autobiographie.*

Et cependant un tiers de la vie est passé à dormir.
Lord Byron, *Don Juan.*

Il semblerait que sept ou huit heures de sommeil quotidiennes soient un besoin inné de l'humanité. Génération après génération, nous avons été conditionnés à penser que, privés de cet intervalle d'inconscience régénératrice, nos corps et nos esprits en souffriraient. Que nous ayons ou non entendu parler de rythmes circadiens ou d'horloges biologiques, nous nous imaginons qu'ignorer les horaires usuels de sommeil est un affront à la nature, et que le sommeil perdu aujourd'hui nous hantera demain.

Nos parents ont, bien sûr, contribué à forger ces attitudes en nous répétant sans cesse : « Dors beaucoup, c'est bon pour toi », et en faisant de ces conseils des remèdes miracles contre la fatigue d'une journée mouvementée, contre la mauvaise humeur ou le premier éternuement, les premiers signes annonciateurs d'un rhume. Bien entendu, nous étions tous bien trop jeunes pour savoir qu'il existait une tout autre possibilité et que la grande majorité d'entre nous ont peut-être été poussés, dès leur enfance, à dormir plus qu'ils n'en avaient besoin, tout simplement et tout naturellement parce que nos parents préféraient nous voir au lit plutôt que dans leurs jambes. De toute façon, la mystique et le pouvoir du sommeil nous ont été inculqués dès le plus jeune âge. Une nuit écourtée et nous nous sentions immédiatement coupables (ayant enfreint une règle universelle) et effrayés à l'idée de tomber malades ou de perdre la forme.

Le médecin de famille aura probablement renforcé ces convictions. La majorité du corps médical s'accorde à dire, avec la sagesse des nations, que tout régime sain doit comporter sept à huit heures de sommeil. En 1978, l'*American Medical Association (A.M.A.)* et la *Blue Cross/Blue Shield* ont toutes deux fait paraître dans des magazines et journaux nationaux des publicités énonçant sept règles pour rester en bonne santé. Avec le besoin d'exercice et l'abandon du tabac, la liste exhortait aussi à « dormir sept à huit heures chaque nuit ». Si vous demandez la documentation d'un groupe d'assurances, vous y trouverez l'indication suivante : « Les médecins nous apprennent qu'il nous faut environ sept heures de sommeil par nuit entre vingt et cinquante ans, et un peu moins par la suite. »

Comme la plupart des gens semblent effectivement dormir sept à huit heures, cela vient corroborer cette opinion médicale. Le Département du commerce a publié récemment les résultats d'une enquête sur « l'emploi du temps des citadins », révélant un temps moyen de sommeil de sept à huit heures par nuit. D'autres enquêtes ont été menées, dont la plus ambitieuse par l'institut de sondages Gallup, aux États-Unis, au Canada, en Grande-Bretagne, en France, aux Pays-Bas, au Danemark, en Norvège et en Suède, établissant la moyenne à sept heures et demie. Cette moyenne se maintient dans la marge des sept à huit heures, jusque chez les Esquimaux du nord du Canada ou de l'Alaska, qui, durant leurs longues nuits, l'hiver, et courtes, l'été, dorment autant que nous. Dans les années 50, au cours d'une expédition dans l'Arctique, on demanda aux hommes de dormir autant qu'il leur plairait, mais de noter leur horaire de sommeil : on observa peu de variations, malgré les écarts entre les périodes de jour et de nuit, et l'on obtint finalement une moyenne de sommeil journalier de sept-neuf heures.

Dans ces conditions, il n'est pas étonnant de constater que la plupart d'entre nous dorment non seulement sept à huit heures, mais que nous sommes aussi convaincus du besoin que nous en avons pour survivre dans notre monde hypertendu. Après tout, si elle est si répandue, il doit bien exister une nécessité inhérente à cette pratique. L'idée qu'il nous faut au moins sept heures au lit fait tellement partie de nous-même que beaucoup de ceux qui vivent bien avec moins d'heures de sommeil s'en inquiètent. Des cliniques spécialisées dans le traitement des insomnies et autres problèmes relatifs au sommeil rapportent qu'elles ont souvent en consultation des patients que leur santé préoccupe parce qu'ils semblent n'avoir besoin que de cinq ou six heures de sommeil pour être *tout à fait dispos*.

Le mythe des huit heures

Dans ces cliniques, les médecins, spécialistes des troubles du sommeil et donc plus avertis de ces problèmes que les généralistes, conseillent simplement à ce type de patients de rentrer chez eux et de ne plus s'inquiéter. Ils sont tout à fait normaux. Et même, ils ont de la chance. Alors que la moyenne mondiale s'élève à sept à huit heures de sommeil, ils ont, eux, des besoins inférieurs à la moyenne. Après tout, « moyenne » signifie que beaucoup de gens dorment plus de huit heures ou moins de sept, et les médecins n'ont pu mettre en évidence aucune défaillance physique à quelque endroit de la gamme que ce soit. Le Dr Wilse B. Webb, de l'université de Floride, l'un des meilleurs experts au monde en matière de sommeil, fut très affligé en découvrant les annonces de l'*A.M.A.* et de la *Blue Cross/Blue Shield*. « Ils nous renvoient cinq ans en arrière, non, dix ans. Ils ont tout à fait tort et condamnent à une inquiétude superflue quelque soixante pour cent de la population qui dorment plus ou moins. Même si votre livre n'a pas d'autre action, il pourrait au moins contrecarrer ce mythe. » Le Dr Webb s'intéressa tant à ce débat qu'il écrivit un article dans le *New York Times* où il déclarait : « Pour ce qui est du sommeil, le mythe qui prétend qu'il nous faut à tous huit heures de sommeil par nuit est encore le plus fallacieux et le plus nocif... Malheureusement, il semble être dans la nature humaine de transformer les moyennes en normes ou en modèles. »

Le Dr William C. Dement, pionnier en matière de recherche sur le sommeil et directeur, à Stanford, de la plus importante clinique traitant les troubles du sommeil, qualifie de « fallacieux » le point de vue des huit heures obligatoires pour tout le monde, car il y voit une régression par rapport aux règles préconisées par les livres d'hygiène de la génération précédente (or la recherche sur le sommeil, à un stade réellement productif et contestataire des notions consacrées, n'a guère qu'une génération). Le Dr Kleitman, qui a pris un plaisir particulier, au cours des ans, à dénoncer les mythes qui entourent le sommeil, affirme : « Il n'y a pas plus de durée "normale" de sommeil, que ce soit pour un enfant ou un adulte, qu'il n'existe de rythme cardiaque normal, de taille normale ou de poids normal. La table de références peut indiquer à un individu si son profil particulier s'écarte plus ou moins de la moyenne, mais dans la plupart des cas les efforts pour atteindre cette moyenne sont vains, ou nuisibles, voire les deux.

En fait, ces éminents experts en matière de recherche sur le sommeil déclarent qu'*il n'existe pas de durée officielle et naturelle à respecter pour ne pas mettre en danger notre bien-être*. Au contraire, on rencontre une multitude de schémas de sommeil, diversité tout aussi normale que celles de la taille, de la couleur des cheveux ou des pointures de nos chapeaux et de nos chaussures.

Les habitudes de sommeil varient du berceau à la tombe

De plus, cette diversité commence à la naissance et persiste au cours de la vie. Des rapports indiquent que certains nouveau-nés dorment moins de onze heures alors que d'autres dorment jusqu'à vingt-deux heures. Au cours des six premiers mois de la vie, il n'est pas anormal de voir un enfant dormir en moyenne douze heures et un autre seize heures. Environ 50 % des bébés de deux mois dorment d'une seule traite du soir au matin tandis que les autres, au grand désespoir de certains parents, se réveillent. Les uns et les autres étant en parfaite santé, il nous faut bien conclure que ces variations importantes des habitudes de sommeil sont courantes dès le début de la vie.

A l'âge de deux ans, la moyenne de sommeil, y compris les siestes, dépasse légèrement les douze heures et, à cinq ans, elle descend aux alentours de onze heures. Ensuite, de six à vingt ans, on constate une réduction progressive jusqu'à la durée habituelle de l'adulte. Précisons de nouveau que ces chiffres ne sont que des moyennes. Les pratiques réelles varient largement, et les experts du sommeil conseillent aux parents anxieux de laisser prendre à leurs enfants leur « juste » compte de sommeil, de ne pas s'inquiéter et de lâcher un peu les rênes. « Beaucoup d'enfants de deux ans ont besoin de moins de sommeil que la plupart des enfants de dix ans », affirme le Dr Peter Hauri, directeur de la clinique de sommeil de Dartmouth. Les enfants trouvent généralement leur propre niveau de confort et feront une sieste ou se coucheront plus tôt s'ils se sentent fatigués, bien qu'il vaille mieux, évidemment, que les parents vérifient s'ils ne s'obstinent pas à veiller alors qu'ils sont *réellement* fatigués. Les parents rendent bien des enfants malheureux en les contraignant à observer des règles de sommeil strictes et arbitraires.

Les habitudes de sommeil, qui persisteront jusqu'à l'âge mûr, s'établissent entre dix-huit et vingt ans, que ce soit neuf, huit, sept heures ou moins. On peut raisonnablement estimer que près de la moitié des adultes dorment sept à huit heures tandis que 20 % dorment plus de huit heures, ce qui laisse tout de même environ une personne sur trois qui dormirait en moyenne moins de sept heures par nuit. Bien sûr, il est impossible de déterminer si ce rapport est resté constant au cours des siècles, mais il existe des preuves qu'une partie au moins de la population ne croyait pas à la nécessité des sept à huit heures de sommeil quotidien. Cette épigramme sur le sommeil fut écrite au temps de la reine Elisabeth Ire par le juriste britannique Sir Edward Coke :

Six heures de sommeil, six à l'étude austère du droit,
Quatre heures à la prière, le reste à la nature, de droit.

Deux autres citations anonymes suggèrent elles aussi que les huit heures n'ont jamais été universellement reconnues comme essentielles : « Six heures pour un homme, sept pour une femme, huit pour un imbécile » ; et : « La Nature en exige cinq, les usages en prennent sept, la paresse neuf et la perversité onze. »

Nous savons tous, comme le suggérait le fascicule de la *Blue Cross/Blue Shield*, que les personnes âgées ont besoin de moins de sommeil. N'est-il pas curieux que des personnes de plus de soixante, soixante-dix ou même quatre-vingts ans, si vite fatiguées et dont on croirait qu'il leur faut *plus* de sommeil pour rester en bonne santé, dorment en fait *moins* ? Après soixante ans, la durée moyenne de sommeil tombe à environ six heures et demie.

Précisons une nouvelle fois qu'il s'agit d'une moyenne. L'inconstance de nos habitudes de sommeil augmente énormément avec l'âge : certaines personnes âgées, qui dormaient autrefois sept ou huit heures, se contentent de cinq, tandis que d'autres, si l'on inclut leurs sommes journaliers, dormiront onze heures. D'après le Dr Webb, il se pourrait que cette inconstance accrue fût liée au fait que, par le passé, les gens ne vivaient guère plus de trente ou quarante ans, ce qui explique que les habitudes de sommeil des vieillards ne sont plus aussi figées après toutes ces années.

Beaucoup ont la chance d'être des « petits dormeurs-nés »

En ce qui concerne les adultes de moins de soixante ans, la gamme des durées de sommeil est également assez étonnante. Certains dorment régulièrement neuf et dix heures. Beaucoup, à savoir environ 20 à 25 % d'entre nous, s'en sortent très bien avec six à sept heures, tandis que peut-être 5 % dorment entre cinq et six heures. Certaines personnes, vraisemblablement moins d'une sur cent, semblent avoir besoin de moins encore. Or, nous ne faisons pas référence à des gens souffrant d'insomnies ou dormant quatre à cinq heures pendant quelques nuits d'affilée afin de terminer un rapport ou de vivre une aventure sentimentale, mais bien à ceux qui ne dorment que quelques heures toutes les nuits tout au long de leur vie d'adulte. Ils n'en désirent pas plus, et ne semblent pas en avoir besoin : ils se réveillent après leurs quatre ou quatre heures et demie de sommeil tout aussi dispos que ceux qui dorment le double. De plus, ils sont tout aussi en forme, intellectuellement et physiquement.

Le Dr Hauri, par exemple, examina un jour une femme de soixante-quinze ans dont le mari s'inquiétait, car elle dormait moins de quatre heures par nuit. La patiente, elle, ne s'en plaignait pas : au contraire, elle se sentait parfaitement bien. Elle faisait de la marche l'été et du ski de randonnée l'hiver. Le Dr Hauri l'examina et la déclara en parfaite santé.

Le Dr Dement raconte l'histoire suivante au sujet de l'un de ses anciens confrères, le Pr B.Q. Morgan, qui tint la chaire d'allemand à Stanford : à l'âge de vingt-trois ans, au cours d'un voyage en Allemagne, il se coucha à 22 heures et se réveilla à 2 heures du matin, sans pouvoir se rendormir. Il garda l'habitude de dormir quatre heures par nuit pendant le restant de sa vie. A quatre-vingts ans, il dormit cinq nuits au laboratoire du Dr Dement et prouva qu'il n'avait pas « besoin » de plus de quatre heures de sommeil.

Nous savons que beaucoup de personnalités dirigeantes les plus dynamiques de l'Histoire dormaient peu. Frédéric le Grand et le duc de Wellington en sont des exemples, ainsi que Napoléon, qui n'avait besoin que de trois ou quatre heures de sommeil. Beaucoup de présidents américains étaient certainement de petits dormeurs, l'exemple le plus frappant dans un passé assez proche étant celui de Lyndon Johnson, qui travaillait encore après minuit et menait une vie dynamique tout en ne dormant que quatre ou cinq heures en comptant la sieste de l'après-midi. De même, Harry Truman et John F. Kennedy savaient vivre en dormant peu, complétant le sommeil nocturne par de petits sommes dans la journée. Enfin, d'après le Dr William Lukash, médecin personnel du président Carter, celui-ci se couche généralement après onze heures et se lève assez tôt pour commencer à travailler vers 6 heures du matin. Il dort encore moins pendant les périodes de crise. Lors des négociations intensives pour la paix au Moyen-Orient, qui se tinrent à Camp-David en 1978 avec le président Sadate et le premier ministre Begin, le président ne dormit pratiquement pas ; il se contentait de quelques sommes.

Les membres du Cabinet, les autres personnalités officielles et les législateurs américains doivent eux aussi se plier à un emploi du temps et à des horaires tout aussi difficiles. M. Ray Marshall, par exemple, secrétaire d'État au Travail, rapporte qu'il dort généralement cinq heures, et cela depuis le début de sa vie d'adulte, bien avant d'entrer dans les services publics. Il déclare à présent « dormir parfois moins de cinq heures ». (D'après le *Wall Street Journal*, il ne dormirait même souvent que trois heures et demie lors des déplacements.) Marshall prétend se réveiller le matin frais et dispos, prêt à attaquer le travail de la journée. Il ajoute néanmoins qu'un travail ennuyeux aura tendance à lui alourdir les paupières : « Je l'aborde donc en premier. »

S'il y a un sénateur américain qui dort peu, c'est bien Patrick Leahy, le plus jeune sénateur de l'État du Vermont. Il dit se réveiller tout à fait reposé après seulement quatre à cinq heures de sommeil. Il fait de temps en temps un somme d'une vingtaine de minutes au cours de l'après-midi, mais ne dort alors généralement que trois heures la nuit suivante. Il n'a encore que trente-huit ans, mais prétend que son besoin de sommeil ne fait que décroître avec le temps. « Au rythme auquel je vais, dit-il en plaisantant, il se pourrait bien que je reste perpétuellement éveillé à partir de la soixantaine. »

Une autre figure politique à caractère dynamique et

populaire et dont beaucoup prétendent qu'elle occupe le deuxième poste le plus accaparant des États-Unis, la mairie de New York, est Edward Koch, lui aussi un petit dormeur. A l'occasion d'une interview télévisée, il précisa qu'il ne se couchait jamais avant minuit et demi ou 1 heure du matin, et qu'il se levait généralement vers 6 heures. « C'est moi qui ouvre City Hall. »

Dirigeants politiques et militaires, hommes et femmes d'action ne sont pas seuls à dormir peu. Beaucoup de créateurs et de génies artistiques avaient besoin de peu de sommeil : on rapporte que ce fut le cas de Virgile, Horace, Darwin, Spencer et George Bernard Shaw. Shaw se couchait toujours bien après minuit et se levait à 6 heures.

Parmi les personnages historiques petits dormeurs, le plus connu est sans doute Thomas Edison. Cet inventeur si incroyablement prolifique méprisait le sommeil, qu'il considérait comme une perte de temps colossale. De fait, on a parfois l'impression, d'après ses commentaires, qu'il ne dormait jamais, et ne survivait que grâce à un ou deux sommes quotidiens d'une dizaine de minutes. C'est inexact. D'après les souvenirs de ceux qui ont travaillé à ses côtés, d'une part, et d'après ses propres réponses aux interviews, d'autre part, nous savons qu'Edison dormait en fait quatre heures par nuit en moyenne, et environ une heure de plus vers la fin de sa vie. Mais ses horaires étaient extrêmement irréguliers. Totalement absorbé par un projet, il lui arrivait de rester jusqu'à cinq nuits sans dormir, après quoi il dormait dix-huit à vingt-quatre heures d'une seule traite. Il travaillait parfois une bonne partie de la nuit, pour s'effondrer ensuite sur sa table de travail avec quelques livres en guise d'oreiller et dormir longuement. Il est en tout cas certain qu'il répugnait à sacrifier au sommeil la plus petite heure de travail.

Ceux qui déplacent des montagnes sont fréquemment des gens qui dorment peu

Si l'on se tourne vers les figures contemporaines célèbres, on trouve de nombreux exemples de petits dormeurs.

Ed. McMahon, présentateur de l'émission télévisée « Johnny Carson show », n'a pas besoin de dormir plus de quatre à cinq heures par nuit. Au cours de l'une des émissions, l'actrice Cloris Leachman, qui a remporté l'*Academy Award*, confia à Carson qu'elle ne dormait, *elle*, que trois heures par nuit, vu la multitude de choses qu'elle désirait accomplir dans sa vie. Jackie Gleason se contenta de quatre à cinq heures de sommeil durant la majeure partie de sa vie. Son agent publicitaire se souvient de l'avoir entendue déclarer : « Je ne puis en fournir l'explication, mais c'est tout ce dont j'ai besoin. »

Le dessinateur de mode John Weitz dit avoir dormi cinq heures par nuit tout au long de sa vie : « Si je dormais huit heures, j'avais vraiment l'impression d'avoir perdu mon temps. » Clive Barnes, critique de théâtre et de danse, est lui aussi au régime des cinq heures. Brendan Gill, critique et journaliste au *New Yorker*, déclare : « Quatre heures me suffisent à peu près. » Autre auteur qui se contente de peu de sommeil, George Plimpton, se confiant à Francesco Scavullo, qui le rapporte dans son livre *A propos des hommes* : « Je trouve que les gens dorment trop. »

Isaac Asimov l'aurait approuvé. Asimov est l'un des écrivains les plus prolifiques de tous les temps. Il a publié, à ce jour, deux cent un ouvrages. Il a écrit des livres de science-fiction, bien sûr, mais aussi des récits pour enfants, de la poésie, des critiques littéraires et même des essais dont les sujets vont de la Bible à Shakespeare. Il donne de nombreuses conférences, publie des articles et édite une revue de science-fiction. L'une des raisons qui lui permettent d'accomplir tant de choses, c'est que, depuis son adolescence, il ne dort que cinq à six heures par nuit. Il se réveille vers 5 ou 6 heures, prêt à démarrer, et travaille sans interruption jusqu'à 20 heures, souvent même 22 heures. « J'ai horreur de dormir, dit-il, c'est une perte de temps. »

Ceux qui dorment peu ne sont, bien sûr, pas tous des célébrités, il en existe tout autour de vous : vos amis, vos collègues de bureau. Si vous ne vous en apercevez pas, c'est que le sommeil est une affaire personnelle dont ils parlent peu. Ils savent que beaucoup considèrent comme « normal » de dormir sept ou huit heures et qu'ils se verront taxer d'« anormaux » s'ils avouent ne dormir que quatre heures. Mais ils existent. Pensez donc :

Un jeune homme de vingt-cinq ans, étudiant en médecine, qui dort quatre heures par nuit et a le temps de lire des ouvrages qui ne concernent pas directement sa propre spécialité. Un homme, la quarantaine, éditeur, quatre heures de sommeil chaque nuit depuis toujours. (« Bien sûr, cela m'a aidé pour ma carrière, dit-il, les génies sont rares, vous le savez ; alors, en travaillant deux fois plus, à moins d'être particulièrement stupide, on a des chances de progresser. ») Une femme, spécialiste en relations publiques, qui dit avoir toujours dormi quatre heures, se réveille « pétillante », de bonne humeur, et emploie le temps ainsi gagné à faire du footing, jouer de la guitare, apprendre la poterie, la peinture, lire ou bien aider les handicapés. Un homme d'âge moyen, qui dort environ quatre heures et utilise ce temps pour faire une foule de choses : « Cultiver des orchidées — Ce matin, j'étais dans ma serre à 5 heures et quart — collectionner des pièces de monnaie, cuisiner, jouer au tennis, nager, pêcher, lire. » Nous connaissons tous un tas d'exemples de la sorte.

Pour certains, même moins de quatre heures suffit

Le seuil des quatre heures est-il le minimum absolu, nécessaire non seulement pour survivre, mais aussi pour s'épanouir ? Cela semble être en effet la durée minimale qui permet à une proportion sensible de la population de se sentir bien. Le Dr Ray Meddis, spécialiste britannique du sommeil, déplore ce qu'il qualifie de « déclarations fallacieuses du corps médical à propos des quantités "normales" de sommeil ». D'après lui, « beaucoup de souffrances disparaîtraient du jour au lendemain si l'on pouvait convaincre les gens que nous n'avons "besoin" que de quatre heures de sommeil, le reste étant superflu ».

Mais il y a des exemples d'individus qui se portent très bien en dormant encore moins que cela. Le premier rapport concernant ce type de personnes, et dont les dires furent vérifiés par des chercheurs sérieux, fut publié il y a une dizaine d'années. Henry Jonez, médecin australien, et Ian Oswald, éminent chercheur écossais spécialiste du sommeil, publièrent un article au sujet de deux Australiens qui dormaient moins de trois heures par nuit. Au cours d'une semaine dans un laboratoire, l'un des deux hommes, âgé de cinquante ans, dormit en moyenne deux heures quarante-sept minutes ; la moyenne du second, âgé de trente ans, fut inférieure de quelques minutes. Après contrôles, tests et examens, il fut établi qu'il s'agissait d'hommes actifs, sains, des « gagnants » qui ne ressentaient tout simplement aucun besoin de dormir plus. Le plus jeune des deux, dessinateur industriel, déclara avoir décidé, quelque six ans auparavant, que son travail, sa paroisse et les heures qu'il consacrait bénévolement aux organismes de jeunes étaient plus importants pour lui que sept heures au lit, un point c'est tout.

Il existait donc une preuve sérieuse que les être humains, ou tout du moins deux d'entre eux, se débrouillaient bien en dormant moins de trois heures en moyenne. Pouvait-on faire mieux ? Le Dr Meddis voulut répondre à cette question. Il annonça par voie de presse qu'il recherchait quelqu'un qui dormît moins de trois heures, mettons deux heures, ou même moins. Après quelques fausses alertes un peu décourageantes, Meddis découvrit une femme qui, depuis, est devenue célèbre dans la littérature du sommeil. Infirmière à la retraite, très gaie, elle avait alors soixante-dix ans et prétendait qu'il y a tant à faire en ce monde qu'elle s'était contentée de dormir une heure par nuit depuis l'enfance. On l'invita au laboratoire.

La première nuit, elle déclara que l'expérience l'excitait trop pour qu'elle trouvât le sommeil. Elle bavarda avec les chercheurs. Même chose la deuxième nuit. La troisième nuit, on la persuada d'essayer de faire un petit somme. Elle réussit à dormir environ une heure et demie.

Meddis, exalté par sa découverte, l'invita à revenir dans son laboratoire pour confirmer l'expérience, mais cette fois pendant cinq nuits. Il la fit surveiller pour s'assurer que le moindre somme fût pris en compte. Pour les cinq nuits, la moyenne s'éleva à soixante-sept minutes par nuit, ce qui la déçut un peu, car au cours des quinze jours où Meddis lui avait demandé de tenir le journal de ses temps de sommeil sa moyenne quotidienne avait été de quarante-neuf minutes. C'était une femme admirable, robuste et débordante d'énergie. Durant ses longues journées, elle s'occupait d'amis malades, animait sa commune, écrivait, peignait, lisait ou crochetait. Elle n'avait jamais sommeil et ne ressentait pas le besoin de dormir plus. La nuit, elle lisait, puis s'endormait vers 2 heures du matin le livre à la main, pour se réveiller une heure plus tard, reposée et prête à attaquer une nouvelle journée.

Depuis, d'autres personnes dormant extrêmement peu se sont manifestées : un homme de vingt-cinq ans qui dormait moins de deux heures par nuit fut examiné dans un laboratoire au Canada. On trouve même, de temps en temps, des rapports concernant des individus qui vivent sans dormir du tout. Au cours des années 30, il fut question d'une vieille femme habitant la jungle du Bengale qui n'aurait ni dormi ni mangé pendant vingt-cinq ans. Plus récemment, un certain Luigi Mario Valsania, habitant une petite ville italienne, obtint une renommée considérable. Fermier à la retraite, il prétendit qu'à la suite d'une nuit blanche passée à festoyer en 1947 il n'avait jamais plus réussi à s'endormir. Nous ne savons malheureusement pas si cette histoire est authentique car le scepticisme des chercheurs les empêcha de l'inviter au laboratoire pour l'examiner. De l'avis des experts, nous avons tous besoin d'un peu de sommeil, ne serait-ce qu'une heure. Si certains ne dorment pas du tout, c'est qu'ils souffrent de lésions organiques au cerveau et ne tarderont guère à connaître le repos éternel.

Mais n'est-il tout de même pas fascinant de constater que certaines personnes ne dorment que quatre, trois, deux, voire seulement une heure par nuit sans éprouver le besoin de se reposer davantage ? De toute évidence, leurs cas devraient dissiper une fois pour toutes l'illusion selon laquelle il faut aux êtres humains au moins sept heures de sommeil pour vivre et rester en bonne santé.

Pouvons-nous modifier nos habitudes de sommeil ?

Comment se fait-il que par rapport aux autres certains aient « besoin » de si peu de sommeil ? Personne ne le sait vraiment. L'hérédité est l'un des facteurs les plus déterminants, peut-être même le plus important, de nos habitudes de sommeil. Le fait de dormir peu semble tenir de famille. L'alimentation, les maladies et l'environnement infantile sont aussi des facteurs importants. Nous sommes également influencés par notre éducation. « Il n'est pas difficile d'imaginer que deux enfants, auxquels l'on aurait inculqué l'idée, pour l'un que le sommeil est un besoin "vital" et, pour l'autre, que c'est "une perte de temps", adoptent par la suite des comportements opposés dans ce domaine. » Le Dr Abraham Weinberg, de New York, qui soigne les troubles du sommeil, est persuadé que si nous avons la conviction de la nécessité de ces huit heures de sommeil quotidiennes, c'est, entre autres raisons, parce que nos parents nous l'ont répété à qui mieux mieux pour ne pas nous avoir dans leurs jambes le soir. « Un bébé qui dort, c'est un parent libre. »

Mais que ce soit une raison d'hérédité, d'éducation, ou les deux à la fois, nous avons tous, semble-t-il, nos propres « besoins » en matière de sommeil. Si vous ne connaissez pas les vôtres, vous pouvez les découvrir en vous couchant tous les soirs à la même heure pendant une semaine, sans mettre de réveil. Néanmoins, la plupart des gens vous diront d'eux-mêmes ce qu'ils croient leur être nécessaire, sans recourir à ce type d'expérience : « Il me faut mes huit heures, sinon je ne vaux rien », ou bien « Six heures, six heures et demie environ, me suffisent largement. »

Mais alors, quelle est notre adaptabilité dans ce domaine ? Ce besoin est-il déterminé de façon extrêmement précise et inaltérable, ou peut-on le modifier et, dans ce cas, dans quelle mesure et de quelle façon ? Plus précisément, faut-il naître avec un tempérament de petit dormeur ou bien peut-on se le forger ? Nous développerons les réponses à cette dernière question au cours de ce livre, mais, d'ores et déjà, il est prouvé que l'on *peut*, dans certaines limites, modifier ses habitudes de sommeil. Bien que certains l'aient réalisé, peu d'individus pourront passer de huit à quatre heures de sommeil. En revanche, nous sommes tous capables, ou presque, de dormir une ou deux heures de moins que d'habitude et de nous sentir tout aussi frais et dispos. Nous reviendrons un peu plus loin sur la méthode à employer.

Pour le moment, gardez simplement à l'esprit que certaines personnes, contraintes à réduire leur temps de sommeil pendant d'assez longues périodes, ne s'en portent généralement pas plus mal. L'interne que l'horaire des gardes à l'hôpital oblige à chambouler complètement ses habitudes de sommeil en est un très bon exemple. L'un d'eux, habitué à dormir « beaucoup », neuf heures par nuit, voire dix, se souvient du supplice de son propre internat, lorsqu'il se voyait obligé de dormir quatre ou cinq heures par nuit et se trouvait « littéralement sur les genoux ». Or, à sa grande surprise, au bout de trois mois, il s'était adapté à ce nouveau rythme et se sentait très bien.

Les internes, bien entendu, n'ont pas le choix, mais il existe une foule de gens qui ont réduit leurs habitudes de sommeil simplement parce qu'ils en avaient envie. Cela s'effectue généralement de façon progressive, par une érosion du temps de sommeil au fur et à mesure que le nombre des activités augmente. Comme dit le Dr Richard Wyatt, de l'Institut national de santé mentale : « Lorsqu'on est très occupé, on a tendance à sacrifier le sommeil et on s'aperçoit alors que l'on n'avait pas besoin de dormir tant. » C'est exactement ce qui est arrivé au Dr Dean Foster. Celui-ci, professeur de psychologie à l'Institut militaire de Virginie et spécialiste du sommeil, nous explique qu'il dormait sept à huit heures par nuit étant jeune, mais qu'au fil des années (à présent il a la soixantaine) « cela s'est amenuisé progressivement pour arriver à cinq heures environ. J'aimerais dormir encore moins. Il y a tant de choses à faire sur cette planète, et je veux en avaler le maximum avant de la déserter. La vie est trop excitante pour perdre du temps à dormir ».

Ici encore, l'élément primordial reste la motivation, et

elle peut surgir à l'improviste et inciter à réduire brusquement et délibérément le temps de sommeil, alors que la plupart d'entre nous souffriraient sans une période d'adaptation progressive. Certains parviennent à s'imposer une nouvelle discipline. Par exemple, lorsque Roy Rowan, rédacteur en chef de *Fortune*, fut, il y a cinq ans, atteint d'un cancer, dont il s'est d'ailleurs remarquablement bien remis, il décida brutalement que la vie était bien trop précieuse pour perdre son temps à dormir. Malgré l'habitude bien ancrée de dormir huit heures par nuit, il se limita à six et prétend se sentir « dans une forme éblouissante ». Cas semblable, un maître auxiliaire de l'université de New York constata que pour avoir un meilleur sort il n'avait pas d'autre solution qu'écrire. Or il n'en avait jamais l'occasion durant la journée et se sentait trop fatigué le soir. Il décida donc, il y a quatre ans, de se lever le matin à 5 h 30 au lieu de 7 h 30 (il se couche généralement vers minuit) afin de profiter de deux heures où il n'était pas encore fatigué pour écrire. Il a publié deux livres à ce jour, et le troisième est en route. (Cette histoire ressemble à celle de feu Douglas Southall Freeman, qui fut pendant trente-quatre ans rédacteur en chef du *News Leader* (Richmond, Virginie) et qui se levait tous les jours à 4 heures pour écrire. Il réussit à publier dix-sept volumes, dont une bibliographie de sept tomes du président Washington et une autre de quatre tomes de Robert E. Lee qui lui valut le prix Pulitzer.)

Rowan et le maître auxiliaire ont tous les deux réduit de deux heures leur temps habituel de sommeil, et c'est ce que la plupart d'entre nous peuvent espérer de mieux. Il arrive pourtant que certains individus réduisent leurs besoins en sommeil de façon spectaculaire. Gary Null, conférencier en matière d'alimentation et de santé, raconte qu'il y a quinze ans, il lui « fallait » de huit à neuf heures de sommeil. Quand il appliqua ses propres principes en matière d'alimentation, d'exercice (il court à présent quinze à vingt kilomètres par jour), et de méditation, ce temps de sommeil se réduisit progressivement à deux à quatre heures par nuit, généralement deux heures entre 2 et 4 heures du matin. Ce type de cas reste rare et peu d'entre nous sont prêts à mettre en pratique les nombreuses règles qu'il introduisit dans sa vie.

Pour la plupart d'entre nous, gagner deux heures serait un objectif raisonnable, réaliste et bienvenu si nous entreprenions de modifier nos habitudes profondément ancrées en matière de sommeil. Observons quelques expériences de ce type, menées par des professeurs d'université, et qui confirment cette hypothèse. Ces expériences dessineront à leur tour le profil du programme qui sera développé au chapitre VII : une méthode progressive, sensée et sûre pour réduire son temps de sommeil. Ce programme offre également à ceux qui souhaiteraient aller encore plus loin des indications sur la façon d'évaluer leurs propres possibilités.

Mais avant d'aborder ce programme, soyons tout à fait certains que nous ne mettons en danger d'aucune manière notre santé physique ou mentale en changeant notre quantité habituelle de sommeil. Pour aborder cette préoccupation, nous ferons tout d'abord l'inventaire de nos connaissances sur le sommeil et l'effet qu'il exerce sur nous.

II. LE SOMMEIL PROFOND, RÉPARATEUR : VOUS N'EN PERDREZ PAS UNE MINUTE

Que se produit-il exactement pendant le sommeil ? Après tout, il s'agit de le savoir avant de s'engager dans une entreprise qui vise à en écourter le processus.

Il y a seulement vingt-cinq ans, on savait très peu de chose sur le sommeil. Les savants le qualifiaient alors d'« état uniforme et passif de récupération ». Vous êtes éveillé, puis vous sombrez dans l'état de sommeil et y restez jusqu'à l'éveil, un peu comme si l'âme s'enfuyait pour huit heures en un lieu inconnu et revenait ensuite au corps. C'est d'ailleurs ce que croyaient les peuplades primitives. En 1939, dans une revue scientifique, on définissait le sommeil profond comme un sommeil sans rêves. Grâce à nos appareils de contrôle de plus en plus sophistiqués, nous savons aujourd'hui que tout le monde rêve, plusieurs fois dans la nuit et chaque nuit tout au long de la vie.

Mais cette ignorance de nos ancêtres est tout à fait compréhensible. En fait, il est difficile de déterminer ce qui arrive au cours du sommeil profond. Il y eut tout d'abord quelques expériences grossières. On attacha des fils aux ressorts de lit, afin d'enregistrer le nombre de changements de position d'un individu au cours d'une nuit. On eut la surprise de constater que la plupart d'entre nous changent entre vingt et soixante fois de position dans la nuit.

Le développement d'instruments sensibles mesurant les différentes fonctions corporelles au cours du sommeil a permis de réels progrès dans l'étude de celui-ci. Certains de ces appareils existaient depuis les années 30, mais ne furent utilisés dans le cadre de la recherche sur le sommeil que vers les années 50, à l'instar du Dr Nathaniel Kleitman, de l'université de Chicago. Depuis lors, la progression est chaque année considérable. Il existe maintenant, partout dans le monde, des laboratoires du sommeil, l'Association pour l'étude psychophysiologique du sommeil compte 300 membres et quelque mille articles sont publiés chaque année sur ses différents aspects. Bien qu'il nous reste beaucoup à apprendre, nous avons découvert, à propos du sommeil, plus de choses en vingt-cinq ans que toute l'humanité au cours de son histoire.

Entre autres choses, nous savons que, de jour comme de nuit, il existe une activité électrique continue au sein des milliards de cellules nerveuses qui constituent le cerveau. L'électro-encéphalographe est l'appareil qui permet d'enregistrer cette activité. Grâce à des amplificateurs très sensibles, il grossit les voltages extrêmement faibles générés par le cerveau. Si l'électro-encéphalographie fut la clé de toutes les découvertes, deux autres appareils sont venus s'ajouter à la panoplie du chercheur : l'électro-oculographe, qui traduit les mouvements oculaires, et l'électromyographe, qui évalue l'activité musculaire.

Dans les laboratoires d'étude du sommeil, toute personne s'apprêtant à se coucher pour la nuit se retrouve enguirlandée de fils divers, comme un véritable arbre de Noël. Un peu comme dans le cas des électrocardiogrammes, on maintient à l'aide de sparadrap, à différents endroits du corps, de petites électrodes métalliques en forme de disques : derrière les oreilles, à côté des yeux, sur le front, sous le menton, et en tout autre endroit indiqué par l'expérience prévue. Ces fils multicolores sont rassemblés en queue de cheval à l'arrière de la tête et branchés sur une boîte de dérivation. Les câbles conduisent ensuite à un appareil enregistreur polygraphe, situé dans une autre pièce. Les impulsions électriques transmises actionnent un stylet qui en donne le tracé sur du papier à déroulement continu. Une centaine de mètres sont ainsi couverts de zigzags au cours d'une nuit de huit heures. Il ne semble pas que ces fils inhibent le sommeil : les gens s'y habituent.

Ces gribouillis révèlent une chose que vous avez

probablement déjà lue quelque part, car les labos du sommeil ont bonne audience dans la presse. Peu d'entre nous ignorent à présent que le sommeil est composé non pas d'un seul état, mais de la succession cyclique de plusieurs états. Remarquons tout d'abord une chose : les diagrammes de notre activité électrique nocturne sont bien différents de ceux de l'activité éveillée. Ils sont même différents de ceux enregistrés sur des individus en état d'hypnose. Lorsque les savants font allusion au sommeil d'un crocodile qui garde les yeux grands ouverts, ils suggèrent que les diagrammes transcrits sur le papier sont différents de ceux enregistrés sur des crocodiles éveillés.

Le processus du sommeil : une succession d'états

Revoyons brièvement le processus du sommeil : nous nous couchons, nos muscles se relâchent, notre esprit vagabonde, puis, *clac*, nous dormons. La venue du sommeil n'est pas progressive, elle se produit d'un seul coup. Comme dit le Dr William Dement, « la conscience s'arrête brusquement, comme si dix milliards de cellules cérébrales en pleine activité se trouvaient tout à coup consignées ». Nous voici au stade n° 1 du sommeil. Sur le papier, les lignes sont serrées et régulières. De loin, on dirait une droite. C'est un sommeil très léger, une sorte d'antichambre. Réveillé à ce stade, on a à peine l'impression d'avoir dormi. Mais le processus est amorcé : notre température décroît progressivement, notre respiration et notre rythme cardiaque ralentissent, nos muscles se relâchent, le taux de sucre dans notre sang augmente.

Après environ quinze minutes, nous abordons le stade n° 2. Sur le papier, les lignes s'écartent légèrement et zigzaguent un peu plus, indiquant des étincelles d'activité cérébrale. A ce stade, l'éveil demande quelques secondes et l'on est conscient d'avoir dormi.

Lorsqu'on atteint les stades 3 et 4, une demi-heure environ après s'être endormi, la différence du tracé est sensible. De pattes-de-mouche illisibles, le tracé passe à une sinusoïde resserrée à grande amplitude. Les ondes générées par le cerveau s'appellent les ondes delta et, d'après le journaliste scientifique Maggie Scarf, « elles ressemblent à ce que l'on *attendrait* d'ondes générées au cours du sommeil profond : paresseuses, lâches et larges ». Nous sommes effectivement en phase de sommeil profond. On ne peut mieux le définir qu'en disant que c'est l'état où il est le plus difficile d'éveiller quelqu'un. Le dormeur est coupé du monde « réel » et aura besoin de plusieurs secondes pour se réorienter en cas d'éveil. Un enfant réveillé au stade 4 aura souvent besoin de plusieurs minutes avant d'être parfaitement conscient. D'ailleurs, c'est au stade 4 que peut se manifester le somnambulisme, ou que les gens se mettent éventuellement à parler en dormant. La respiration comme le rythme cardiaque sont très faibles.

Ensuite, une demi-heure après le commencement du sommeil profond et une heure environ après le début de l'assoupissement, s'opère un revirement. Nous revenons au stade 3, puis au stade 2, puis à quelque chose de tout à fait différent, si différent que beaucoup d'experts du sommeil pensent que ce dernier se divise en deux catégories : ce qui a été décrit jusqu'ici, et ce qui va suivre. Or, ce deuxième type ressemble en fait beaucoup plus à un état de veille qu'à un état de sommeil : les rythmes cardiaque et respiratoire augmentent, ainsi que la pression sanguine. A tel point qu'on le qualifie souvent de sommeil paradoxal. Les muscles du tronc et des membres deviennent inertes, comme paralysés, mais on observe souvent des crispations du visage et des mains.

Regardez votre chien lorsqu'il dort et vous constaterez tout ceci. Lorsqu'il sombre dans le sommeil, sa respiration se fait lente et régulière, il est calme et ne bouge pas. Ensuite, après dix à vingt minutes, vous verrez son souffle devenir plus irrégulier, s'accélérer, puis viendront des périodes au cours desquelles il semble ne plus respirer du tout. Il sera agité de mouvements convulsifs des oreilles et des moustaches, peut-être également de la tête et des pattes. Il laissera peut-être échapper un gémissement, un léger tremblement, une grimace. On observe aussi cela chez le chat : à ce stade du sommeil, la tête du chat s'affaisse, les muscles se relâchent complètement, mais, là aussi, la face et les moustaches bougent.

Le sommeil rapide : une phase particulière (Phase des Mouvements Oculaires, P.M.O.)

A ce stade, les graphiques du stylet sur le papier continu sont très similaires à ceux du stade 1, quoique plus irréguliers. Le cerveau est mieux irrigué, et la température plus haute. Sous les paupières fermées, les yeux sont agités de mouvements rapides. Ce phénomène fut découvert en 1952 par Eugène Aserinsky, jeune bachelier de l'Université, qui travaillait à Chicago avec le Dr Kleitman. En fait, lorsqu'on bouge les yeux tout en gardant les paupières fermées, les mouvements sont visibles même sans instruments électriques. Cependant, personne ne les avait remarqués auparavant, et cette découverte stupéfia le monde médical. « De nos jours, dit le Dr Dement, il est difficile d'imaginer à quel point nous étions sceptiques. Ces mouvements oculaires, qui étaient en tout point similaires aux mouvements éveillés, n'avaient à priori rien à voir avec le sommeil. » Après leur découverte, ajoute-t-il, les études sur le sommeil passèrent « de l'état de recherche relativement insignifiante à celui d'entreprise extrêmement passionnante ».

Durant cette phase, les yeux font des va-et-vient rapides, intermittents et non plus réguliers, par sursauts, un peu comme si le dormeur regardait un match de ping-pong. Nous dormons, bien sûr, mais à ce stade du sommeil l'esprit agit sur les yeux. Les scientifiques prétendent qu'il envoie également des ordres au corps et que, si la nature n'avait rendu tronc et membres inertes à ce stade, nous sauterions à bas du lit pour courir à des ennuis plus que probables. C'est un sommeil tendu. C'est le moment où les patients atteints d'ulcères sécrètent plus de sucs gastriques et où surviennent le plus souvent les angines de poitrine (quelque 40 % des attaques cardiaques ont lieu pendant le sommeil, ce qui a conduit certains médecins à prescrire, à l'aide de médicaments, la suppression de cette phase dans le cas d'ulcères et d'angines de poitrine). Chez les chats, lorsqu'on supprime par intervention chirurgicale le foyer d'inhibition qui empêche les réactions physiques, ceux-ci se mettent à bondir dans leurs cages, en sifflant et en crachant.

Cette partie de notre aventure nocturne, donc, est appelée phase des mouvements oculaires ou sommeil rapide. On parle souvent de sommeil en phase non oculo-motrice lorsqu'on se réfère aux autres heures de la nuit. C'est lors du sommeil rapide que nos rêves sont les plus vivants et c'est aussi ceux dont on se souvient le plus facilement au réveil. Ils se rapprochent également plus de l'idée que l'on se fait des rêves : imprévisibles, pleins de fantaisie, d'émotions et d'images incroyables. Les rêves non oculo-moteurs sont plus logiques, plus banaux et plus conformes à la réalité. (A propos, tous nos rêves sont en couleurs, et les chercheurs ont découvert qu'ils portent pour la moitié sur des sujets désagréables, qu'un tiers de nos rêves sont teintés de peur et d'angoisse. Nous rêvons rarement de choses agréables.)

Autre aspect curieux, et inexplicable, au sujet du sommeil rapide : une irrigation accrue des parties génitales. Les hommes, même les enfants et les vieillards, ont des érections. Chez les femmes, les réactions ne sont pas aussi évidentes, bien entendu, mais les courbes de température et les photos de la région vaginale indiquent une stimulation analogue. Cela ne veut pas dire que tous les rêves soient érotiques. Des chercheurs ont réveillé des patients au cours du sommeil rapide (réveillé au cours de cette phase, on se souvient de la nature de son rêve dans environ 80 % des cas) et les ont interrogés sur leurs rêves : les comportements sexuels manifestes sont rares, environ 1 % selon une première étude, et 8 selon une autre. Ils sont généralement de nature moins marquée : baisers et actes sexuels mineurs. Les rapports sexuels sont rares. Lorsque le contenu des rêves est effectivement sexuel, il est intéressant de noter que les femmes rêvent généralement d'hommes qu'elles connaissent, tandis que les hommes rêvent d'accouplements avec des étrangères.

Le phénomène des érections en P.M.O. a conduit à une forme intéressante de thérapie de l'impuissance masculine. On demande aux patients de passer la nuit dans une clinique du sommeil. S'ils ont des érections au cours de la nuit, c'est qu'il n'y a pas de cause physique. S'il n'y a pas d'érection ou si celles-ci sont faibles (on en mesure le degré à l'aide d'un « dynamomètre » relié au tronc et à l'extrémité du pénis), on conclut alors à un trouble d'ordre physique et il faut passer à des tests plus approfondis.

Autre parenthèse : et les aveugles ? Rêvent-ils ? Cette question fut soulevée par Ian Oswald. Il observa trois personnes récemment atteintes de cécité. Celles-ci présentaient normalement des P.M.O. Chez trois autres sujets, aveugles depuis l'enfance, les P.M.O. subsistaient également, mais pas les mouvements oculaires ni les visions imaginaires. Leurs rêves en P.M.O. étaient similaires aux rêves hors P.M.O. des voyants.

Mais poursuivons notre aventure nocturne. A partir de l'endormissement, il nous faut entre 70 et 110 minutes pour traverser les stades 1, 2, 3, 4, 3, 2, P.M.O., c'est-à-dire un cycle complet. La moyenne est de 90 minutes. Les cycles de 90 minutes reviennent souvent au cours de notre vie, bien que nous n'en soyons pas conscients. Plus d'une centaine de fonctions corporelles sont soumises à ces cycles de 90 minutes, par exemple, les sécrétions hormonales et les contractions stomacales. D'après le Dr Kleitman, ces cycles « repos-activité » de 90 minutes expliqueraient pourquoi nous faisons une pause café vers 10 h 30, c'est-à-dire 90 minutes avant de partir déjeuner. Ceux qui se disent fortifiés par de petits assoupissements d'une dizaine de minutes cherchent probablement à accrocher un peu de repos correspondant à un début de cycle. Une étude portant sur des sujets isolés dans une pièce, mais munis de nourriture, de boissons et de cigarettes, a montré que ces individus avaient tendance à porter l'une ou l'autre de ces choses à leur bouche toutes les 100 minutes, léger décalage par rapport au cycle de 90 minutes. Au cours d'une autre étude, on demanda à des sujets isolés de noter leurs pensées. Des « cycles de l'imagination » furent ainsi mis en évidence :

au sommet du cycle, les sujets avaient tendance à laisser aller leur imagination, leurs émotions, et à avoir des pensées bizarres. Ils retombaient ensuite au creux du cycle et leurs esprits se tournaient de nouveau vers leur environnement réel, les problèmes concrets, la réalité. On ne peut affirmer que le cycle du sommeil de 90 minutes soit directement lié à ces autres cycles, mais le phénomène en lui-même est curieux et intriguant.

La première P.M.O. dure entre cinq et quinze minutes. Le cycle reprend ensuite, mais directement à partir du stade 2. En dormant sept heures et demie, nous complétons cinq cycles de 90 minutes, c'est-à-dire cinq périodes de rêve. Étant donné que nous pouvons faire plusieurs rêves par période, on a calculé que cela représente quelque 150 000 rêves au cours d'une vie de soixante-dix ans.

Pour une nuit de huit heures, la moitié des trois premières heures environ est consacrée aux stades 3 et 4, c'est-à-dire au sommeil profond et reposant. Les P.M.O. sont courtes. Puis elles ont tendance à s'allonger, et les trois dernières heures de la nuit, c'est-à-dire les deux derniers cycles de 90 minutes, prennent un aspect tout à fait différent : les stades 3 et 4 disparaissent et le sommeil en P.M.O. prend le dessus. La dernière P.M.O., celle qui précède l'éveil, peut durer jusqu'à une heure. (Contrairement à ce que l'on croit généralement, le temps du rêve et celui de la réalité sont le plus souvent synchrones, c'est-à-dire qu'une poursuite qui, en rêve, paraîtra durer dix minutes, correspondra à un laps de temps de dix minutes dans la réalité.) Au cours d'une nuit de huit heures, 50 % du temps correspondra à un sommeil en stade 2, environ 20 % au sommeil profond (ondes delta), la majorité se déroulant au cours de la première moitié de la nuit, et enfin 25 % au stade 1.

C'est tout. Loin d'être un « état homogène de récupération passive », notre sommeil nocturne correspond à une succession de phases de natures très différentes, et dont l'une est loin d'être passive. Maintenant que nous avons passé en revue le processus du sommeil, il nous faut faire le point de ce que cela nous apporte, c'est en effet primordial en ce qui concerne la réduction du sommeil.

Le sommeil profond

Nous avons dit que les stades 3 et 4 correspondent aux phases de sommeil le plus profond de la nuit, car c'est à ces stades qu'il est le plus difficile de réveiller le dormeur. On devrait donc en conclure que ce sont ces phases-là qui nous procurent le plus de repos, détendent le mieux notre corps fatigué, nous permettant de nous réveiller physiquement dispos. Il est aussi établi que, lorsqu'on ne dort pas une nuit ou deux, la durée du sommeil au stade 4 augmentera la nuit suivante, ce qui prouve que celui-ci est nécessaire à notre récupération. Il semblerait également que la durée du stade 4 augmente après l'exercice physique, ce qui tendrait à prouver sa valeur régénératrice.

Cependant, comme il nous reste encore beaucoup à apprendre sur le sommeil, nous ne pouvons savoir ce que le sommeil delta nous apporte réellement. Cet état de sommeil présente des aspects bizarres.

Les stades 3 et 4, par exemple, ont tendance à disparaître avec l'âge. Chez les hommes, cette régression commence généralement à la quarantaine. A cinquante ans, le tiers des hommes n'a plus de stade 4. Les femmes opposent une plus grande résistance à ce changement dû à l'âge : une femme de soixante ans présente le même cycle de sommeil qu'un homme de cinquante. Après soixante ans, le sommeil des hommes et des femmes, en dehors des P.M.O., s'oriente de plus en plus vers un sommeil léger, se maintenant aux stades 1 et 2, ce qui implique un réveil plus fréquent. Les stades 3 et 4 disparaissent alors presque entièrement. On ne peut donc pas affirmer que le sommeil profond soit essentiel au repos et à la survie.

D'autre part, au cours d'expériences menées en laboratoire, on réveilla systématiquement les patients dès qu'ils abordaient le stade 4. Au fil des nuits, il devint de plus en plus difficile de les réveiller, mais on a pu ainsi priver plusieurs hommes et femmes du stade 4, sans observer de séquelles.

Malgré tout, le sommeil delta nous est nécessaire, au moins pour la plus grande part de notre vie, sinon les privations n'engendreraient pas cette demande accrue. C'est aussi le sommeil le plus profond de la nuit. Ce doit donc être un élément primordial du processus global du sommeil. Mais, quelle que soit sa fonction particulière du point de vue de notre corps, nous n'avons pas à nous en soucier ici, car *le programme de réduction du sommeil n'amputera d'aucune façon la durée du stade 4*. En effet, le sommeil du stade 4 intervient toujours au début de la nuit. *En dormant quatre heures au lieu de huit, la durée de sommeil profond est la même.* Ce fait reste établi, expérience après expérience. Même si c'est effectivement le sommeil profond qui repose nos corps et efface la fatigue, nous ne devons pas nous en inquiéter car il ne se trouvera pas amputé. Et même, en réduisant notre temps de sommeil de huit à six heures, nous sommes en état d'augmenter la période de sommeil profond. On qualifie souvent les gens qui dorment peu de dormeurs « efficaces » car ils « avalent » tout leur sommeil profond, puis se lèvent.

C'est pourquoi c'est aussi parfois le cas des athlètes. La croyance populaire voudrait que les athlètes dorment plus que les autres, pour récupérer des efforts et du martyre physique de la journée. Beaucoup dorment moins, mais accumulent néanmoins assez de sommeil profond pour reconstituer leurs forces, soumises à des activités plus éreintantes que les nôtres. Johnny Dziegel, entraîneur des « New York Giants », m'expliqua un jour que ses hommes dorment généralement six heures environ durant la saison de football, peut-être six heures et demie en période d'entraînement, quelques-uns d'entre eux dormant systématiquement moins de six heures en moyenne. Certains joueurs dorment peut-être un peu plus hors saison, bien que Dziegel lui-même en doute. Il prétendait qu'aucun des hommes ne se plaignait jamais de manquer de sommeil. Un exercice physique intense et prolongé ne provoque pas nécessairement le besoin de dormir plus. Bien au contraire, dit Dziegel, « étant donné leur excellente condition physique, ils peuvent s'entraîner et jouer, jour après jour, sans dormir énormément ».

Certains athlètes dorment étonnamment peu. Citons

l'exemple de Lenny Wilkens, d'abord membre de l'équipe de basket des « SuperSonics » de Seattle, et devenu leur entraîneur. Il ne dort jamais plus de quatre heures par nuit. « Je peux être bien, même en ne dormant que deux heures », m'a-t-il déclaré. Il ne fait jamais de somme dans la journée et n'a jamais dormi plus de deux à quatre heures, « aussi loin qu'il s'en souvienne ». Il lit ou regarde la télé jusqu'à 2 ou 3 heures du matin, et se lève vers 6 heures, « en forme et prêt à démarrer ». Il garde la forme en participant à l'entraînement matinal de l'équipe et prétend qu'une personne en bonne condition physique a besoin de moins de sommeil. Il n'a jamais surveillé, comme Dziegel, les habitudes de sommeil de son équipe, mais il sait que ses joueurs ont besoin de décompresser après un match et ne se couchent pas avant minuit passé, qu'ils se lèvent souvent vers 6 heures pour attraper l'avion de 8 heures et aller disputer une autre compétition. Il est donc fréquent qu'ils ne dorment que six heures.

Les athlètes professionnels ne sont pas les seuls à affirmer que l'activité physique peut diminuer le besoin de sommeil, et non pas l'inverse. Certaines études ont démontré que faire de l'exercice aide les gens à dormir plus profondément, et que le sommeil profond est toujours plus efficace qu'un sommeil agité. Plus on est actif physiquement, dynamique et sans cesse en mouvement, plus on écourte son sommeil pour accomplir davantage de choses.

Si nous conservons la totalité de notre sommeil profond tout en dormant moins d'heures, quel type de sommeil sacrifions-nous donc ? Beaucoup de sommeil du stade 2.

III. LES RÊVES : UNE NÉCESSITÉ ?

Tout au long de l'Histoire, les rêves et leurs conséquences nous ont à la fois captivés et mystifiés. Ils ont été observés de points de vue innombrables depuis l'Antiquité : visions, remèdes ou commandements, voyages de l'âme, sources d'art ou bien reflets de nos personnalités intimes. Les cultures antiques du Moyen-Orient utilisaient les rêves pour prédire l'avenir ou guérir : leur littérature déborde de rêves-prophéties, leurs temples ouverts aux rites célébrant le rêve afin de soulager les malades. Au XVIIIe siècle, les Indiens Iroquois voyaient dans les rêves des ordres d'en-haut, et toute vision survenue au cours d'un rêve devait être vécue dans la réalité. De nos jours, les Esquimaux de la baie d'Hudson sont convaincus que l'âme, prenant en quelque sorte congé des affaires quotidiennes, s'évade du corps durant le sommeil, pour intégrer le monde du rêve, tandis qu'à Bornéo, où l'on assimile rêve et réalité, tout homme ayant rêvé que sa femme est adultère la renverra immédiatement chez son père : il y a également, bien sûr, le point de vue psychanalytique, prédominant à l'heure actuelle, qui voit dans les rêves des miroirs de l'inconscient. Freud les considérait plus précisément comme l'expression de pulsions, généralement de nature sexuelle, réprimées à l'état de veille.

Quelle que soit la fascination qu'exercent sur nous les rêves, nous n'approfondirons pas davantage leur signification, sauf pour ce qui est de notre intérêt particulier. Venons-en au fait : chaque nuit, partout dans le monde, l'humanité dort. Lorsque nous dormons, nous rêvons.

Lorsque nous rêvons, il se passe quelque chose dont le sens nous échappe. Nous savons *bien* qu'en dormant moins longtemps nous perdons une partie de notre temps de rêve. Perdons-nous également autre chose ? Les rêves représentent-ils une nécessité psychologique quelconque ? Sont-ils essentiels à notre santé mentale ? Le fait de réduire le temps de rêve conduira-t-il à des dégâts émotionnels importants ?

Le rêve, nous l'avons vu plus haut, se produit généralement au cours des dernières heures de sommeil, c'est-à-dire précisément celles que nous avons l'intention d'écourter. Même ceux d'entre nous qui regardent la psychanalyse d'un œil sceptique pensent, pour la plupart, que les rêves doivent bien servir à *quelque chose*, supposant que cette fonction est probablement en rapport avec la résolution de nos problèmes psychologiques. Après tout, qui donc invente nos rêves, si ce n'est une part de nous-mêmes ? Ne courons-nous pas quelque danger à amputer nos rêves ?

Il est certain que, même lorsque nous dormons, les événements et les problèmes de la journée restent présents à notre esprit. Sinon, comment expliquerait-on qu'un enfant qui vient de voir *le Magicien d'Oz* à la télévision soit ensuite assailli de cauchemars peuplés de sorcières malfaisantes ? Des adultes auxquels on a projeté des films angoissants avant le coucher ont, eux aussi, des rêves en rapport avec ce qu'ils ont vu. Des personnes dormant dans le laboratoire de sommeil d'un psychologue, après une soirée de thérapie de groupe, rêvent des problèmes survenus lors de la session. Dans son livre intitulé *les Positions au cours du sommeil : langage nocturne du corps,* le psychiatre Samuel Dunkell signale que les couples qui ne s'entendent plus très bien ont tendance à s'éloigner l'un de l'autre dans le lit, même au cours du sommeil. Lorsque les choses sont au pire, il leur arrive même de se donner des coups de pied en pleine nuit.

Il est également intéressant de noter que, d'après les études des Drs Milton Kramer et Thomas Roth menées à l'hôpital des Vétérans, de Cincinnati, notre humeur matinale serait directement liée au contenu de nos rêves de la nuit : des rêves agréables peuvent nous mettre de bonne humeur, tandis que des rêves désagréables nous rendront agressifs. Notons aussi que, quelle que soit l'action, plus il y a de personnages dans un rêve, plus celui-ci nous réjouira. Il semble que l'humanité aime naturellement vivre en société.

Que se passe-t-il lorsqu'on est privé de rêves ?

Il faut tenir compte du fait suivant : il semblerait que le sommeil en phase des mouvements oculaires (P.M.O.) nous soit nécessaire, que ce soit ou non à cause des rêves qui surviennent alors. Tout d'abord, quand on tente de priver des sujets de P.M.O. en les réveillant chaque fois que l'E.E.G. (électro-encéphalogramme) indique leur entrée dans cette phase de sommeil, ce réveil se révèle de plus en plus difficile. Au bout d'un moment, ils se rendorment, sautent purement et simplement les phases préliminaires, et passent directement en P.M.O. Nous semblons avoir un besoin tenace de sommeil en P.M.O. Deuxièmement, après une privation de sommeil en P.M.O. pendant plusieurs jours se produit ce qu'on appelle l'effet « rebound * » : nous nous remboursons en quelque sorte pour le temps de rêve que nous avons perdu, et celui-ci est plus important au cours des nuits suivantes. Il en est de même, souvenez-vous, du stade 4, autre type de sommeil qui semble être un « besoin ». La première nuit qui succède à une privation longue et totale de sommeil comporte plus de sommeil en stade 4, et la suivante permet de rattraper le sommeil en P.M.O. La correspondance n'est pas totale entre sommeil perdu et récupération, c'est-à-dire que pour quatre heures de P.M.O. perdues votre sommeil de la nuit suivante n'en comportera pas nécessairement quatre de plus, mais la répercussion est indéniable.

De plus, les premières expériences de privation de P.M.O. et de rêve semblent confirmer l'hypothèse selon

* De l'anglais *rebound :* rebondissement.

laquelle ce dernier nous est nécessaire pour résorber les tensions psychologiques de la journée. Le Dr Dement dirigea ces expériences, et la publication, en 1960, de ses conclusions fit sensation. C'est à cette période qu'il découvrit la difficulté croissante de la suppression des P.M.O. et l'existence de l'effet « rebound » les nuits suivantes. Il prétendait également que la privation de sommeil en P.M.O. créait chez les sujets un état d'anxiété, d'irritabilité et des difficultés de concentration. Il émit l'hypothèse que nous avons besoin de nous décharger sur ces rêves en P.M.O. de conflits émotionnels, sous peine de souffrir d'hallucinations et d'autres symptômes psychotiques. Le rêve en P.M.O. semble être un élément vital et indispensable de notre vie... « Pour une fois, il semblait que Freud avait raison. »

Les découvertes du Dr Dement étaient si passionnantes qu'elles incitèrent une foule d'expériences similaires. Ses conclusions furent tout d'abord confirmées. Le Dr Sampson constata des troubles psychologiques analogues chez des gens privés de sommeil en P.M.O. Au cours d'une autre expérience, Dement lui-même observa, chez un sujet privé de sommeil en P.M.O. durant seize nuits consécutives, un comportement paranoïaque, tandis qu'un autre sujet, généralement sérieux et correct, exprima le désir, après une privation de P.M.O. de quinze nuits, d'aller dans un bar, de boire à l'œil en escroquant la serveuse et d'assister ensuite à un spectacle comique.

Les recherches se poursuivirent dans nombre de laboratoires et les résultats se révélèrent bientôt très différents. Il ne subsistait aucun doute quant au besoin persistant de sommeil en P.M.O., mais en revanche les conséquences psychologiques de la privation de P.M.O. n'étaient pas confirmées : pas d'anxiété, d'irritabilité, de comportement bizarre, etc. Les gens ne s'effondraient pas lorsqu'on les privait de leurs rêves. Conclusion : soit les sujets du Dr Dement étaient à l'origine instables, soit l'expérience par elle-même, à savoir des réveils constants, nuit après nuit, avait déclenché des réactions émotionnelles particulières. Le Dr Dement lui-même, à la lumière des expériences ultérieures, admit qu'il s'était trompé : « Après dix années de recherches, on n'a pu mettre en évidence aucune conséquence psychologique grave due à une privation prolongée de sommeil en P.M.O. Il a été possible de priver certains sujets humains pendant seize jours consécutifs, et certains chats pendant soixante-dix jours, sans constater de troubles psychologiques importants. »

Rappelez-vous que ces sujets étaient privés de la totalité de leur P.M.O., sans présenter de troubles psychologiques visibles. Le Dr David Foulkes, auteur du livre intitulé *The Psychology of Sleep*, en conclut que « contrairement à la théorie freudienne selon laquelle le rêve serait une soupape indispensable pour résorber les tensions émotionnelles, il est à présent établi que la privation de sommeil en P.M.O. ne provoque pas de troubles psychologiques ». Il convient de bien insister sur ce point, car la publicité qui entoura les premiers rapports de Dement est responsable de la croyance encore très répandue que la perte de P.M.O. ouvre la porte à la folie.

Autres éléments indiquant que nous n'en avons peut-être pas besoin

S'il vous reste des doutes quant aux effets éventuels qu'aurait sur vous la perte d'une part de votre sommeil en P.M.O., considérez les faits suivants :

Tout d'abord, on observe des P.M.O. chez tous les animaux dont on a étudié le sommeil à l'aide d'un appareillage E.E.G. S'ils rêvent, leurs songes servent-ils eux aussi de soupape subtile aux tensions psychologiques ? Cela paraît absurde. L'opossum, par exemple, animal si primitif que les naturalistes parlent de « fossile vivant », présente autant de P.M.O. qu'un homme. Écoutez plutôt ce commentaire ironique du Dr Ray Meddis, chercheur de l'université de technologie de Loughborough, en Angleterre :

« A l'heure où j'écris, la liste des animaux dénotant, à ma connaissance, des signes précis de sommeil en P.M.O. comporte le chimpanzé, le babouin, le macaque, le singerhésus, la chèvre, le cochon, la vache, le cheval, le mouton, le lapin, l'éléphant, le chat, le dauphin souffleur, la baleine, le phoque, la chauve-souris, le cochon d'Inde, le rat, le tamias, la souris, l'écureuil, le hamster, la taupe, le rat-taupe, la musaraigne arboricole, le porc-épic, le tatou, l'opossum, le kangourou, le phalanger, le hibou, le hibou-fouisseur, le poulet, le pigeon, le faucon. On est tenté de se demander à quoi ils peuvent bien rêver. » Quelle réponse Freud pourrait-il apporter à cette question ?

Mais si la présence de P.M.O. chez les animaux jette le doute sur le rôle éventuel de ce type de sommeil dans le maintien de l'équilibre psychique, il existe chez l'espèce humaine un autre phénomène encore plus difficile à expliquer. Nous avons remarqué que les adultes dormant huit heures par nuit passent environ 25 % de ce temps de sommeil en P.M.O. En revanche, cette proportion s'élève à 50 % chez les nouveau-nés, et à 75 % chez les prématurés. On pense même que le sommeil intra-utérin comporterait 100 % de P.M.O. (Le sommeil des chatons et des chiots nouveau-nés est entièrement en P.M.O., d'après les E.E.G.) Et si le contenu des rêves des animaux nous intrigue, que penser de celui des bébés ? Il est logique de penser que, si le sommeil en P.M.O. a une fonction particulière, celle-ci n'a peut-être rien à voir avec une réaction au monde extérieur par l'intermédiaire du rêve. Par exemple, comment le sommeil en P.M.O. pourrait-il être une extériorisation de désirs refoulés ? Que peut refouler un nouveau-né ?

Il y a d'autres aspects à considérer. Si les rêves en P.M.O. ont une fonction physique particulière, il devrait exister une corrélation entre les P.M.O. et la personnalité. Or il ne semble pas y en avoir. Un sondage important montre que tout le monde, indépendamment du type de personnalité, passe le même temps de sommeil en P.M.O. Ce temps n'augmente pas au cours des années psychologiquement difficiles de l'adolescence. C'est-à-dire qu'il n'y a pas trace d'augmentation des P.M.O. en fonction des besoins psychiques. Essayant de mettre en évidence les différences qui auraient pu exister entre les besoins en P.M.O. des névrosés et ceux des personnes équilibrées, les chercheurs n'ont rien trouvé. Même les cas graves, tels que les schizophrénies chroniques, ne modifient pas le schéma des P.M.O.

De plus, il y a tout lieu de croire que, loin d'aider à gérer les problèmes psychologiques, les P.M.O. soient en fait un handicap. On a découvert que les médicaments prescrits aux dépressifs avaient aussi pour effet de supprimer le sommeil en P.M.O. D'autre part, les médicaments dont les effets secondaires engendrent la dépression augmentent la quantité de sommeil en P.M.O. Voici qui a beaucoup surpris les chercheurs. En fait, c'est tout cet ensemble de données qui se révéla surprenant, car eux aussi étaient persuadés que les rêves devaient nous permettre d'affronter les tensions de l'existence. On rapporte pourtant de nombreux exemples cliniques de patients auxquels on a prescrit des drogues antidépressives les ayant privés de sommeil en P.M.O. pendant des mois, et qui semblent néanmoins plus aptes à faire face aux tensions et aux problèmes.

D'ailleurs, certains psychiatres soignent leurs patients dépressifs en les faisant dormir en laboratoire et en les réveillant dès l'apparition des P.M.O. Le Dr Gerald Vogel, au cours d'une étude de trois ans, examina au Mental Health Institute de Georgie cinquante-deux patients atteints de troubles mentaux et s'aperçut que la privation de rêve s'avérait un très bon remède contre la dépression. Une femme de quarante-neuf ans, par exemple, après une tentative de suicide, suivit un traitement de trois semaines de privation de P.M.O. et se remit suffisamment pour être renvoyée chez elle. Enfin, une équipe de psychiatres de Bâle, en Suisse, déclare que la thérapie par privation de sommeil « représente une méthode simple et étonnamment efficace dans le traitement des dépressions ». D'après le Dr Meddis, « non seulement la privation de sommeil ne mène pas droit à la folie, mais c'est même éventuellement un bon remède dans certains cas ».

Il n'y a donc pas de corrélation évidente entre un besoin psychologique et les P.M.O., ni d'indication que le sommeil en P.M.O. soit nécessaire au maintien de notre santé mentale. En fait, autant que nous sachions, la suppression totale des P.M.O. n'a pas de conséquences. Cela dit, il est possible que le sommeil en P.M.O. ait une action dont nous ne sommes pas conscients : après tout, il semble bien qu'il nous soit nécessaire, sinon sa privation n'entraînerait pas l'effet « rebound ». Nous avons peut-être, pour des raisons encore inconnues, besoin de P.M.O. et de rêves.

La plus grande part du temps de rêve est préservée

Bien, mais il existe deux aspects différents. Tout d'abord, même sans P.M.O., vous rêvez tout de même. Ne l'oubliez pas. Nous rêvons également hors P.M.O. Ce sont des rêves moins vivaces, mais ils existent. Comme nous l'avons remarqué précédemment, une personne réveillée en P.M.O. se souviendra, dans 80 % à 85 % des cas, de ce qu'elle rêvait. D'après certaines études, ce pourcentage s'élève à 60 % et même 75 % pour les réveils hors P.M.O. Même si les rêves nous sont nécessaires, nous ne les éliminons pas totalement en supprimant les P.M.O.

De toute façon, personne ne vous demande de limiter votre sommeil au point de perdre vos phases de P.M.O. Même si c'est sans danger, vous serez loin de les supprimer totalement. Or ceci reste vrai, bien que les P.M.O. prennent place généralement vers la fin de la nuit, c'est-à-dire aux heures que vous avez l'intention d'éliminer. Car le cerveau s'adapte rapidement à votre nouvel horaire de sommeil et *les P.M.O. avancent dans votre sommeil, au détriment du stade 2.* Si, après avoir dormi habituellement huit heures, vous vous mettez à n'en dormir que six, vous ne perdez pas tout le sommeil en P.M.O. des deux autres heures : une partie de ce sommeil se retrouvera incluse dans les six qui vous restent. En fait, vous conservez entre 75 et 80 % du sommeil en P.M.O. de vos huit heures. La perte de ces quelques minutes est insignifiante. D'après le Dr Vogel, même si l'on considère comme nocive la perte des P.M.O., pour une raison encore inconnue, « la persistance d'une quantité minimale de sommeil en P.M.O. nous garantit contre de tels effets ». Il conclut que la perte des

P.M.O. n'est décidément « pas une cause directe ou secondaire de troubles chez l'homme ».

Que nous a appris cet examen du processus de sommeil ? Tout d'abord, et comme nous l'avions déjà vu au chapitre précédent, que le sommeil profond soit essentiel au repos de notre corps et au maintien de notre santé physique ne doit en aucun cas nous inquiéter, car même en dormant quatre heures la quantité de sommeil profond reste la même qu'en dormant deux fois plus. D'autre part, bien que l'on perde effectivement *une partie* du sommeil en P.M.O. en réduisant la quantité globale de sommeil, cette perte est faible, et ce qui reste suffit en fait très largement à préserver l'équilibre psychologique.

IV. A LA RECHERCHE DE L'UTILITÉ DU SOMMEIL

Fort bien. Peut-être n'avons-nous effectivement pas à nous soucier du sommeil du stade 4, ni en P.M.O. Et les 50 % de sommeil occupés par le stade 2 ? Et le sommeil lui-même, toutes phases comprises ? Il est une nécessité, et le processus global doit bien avoir une vertu quelconque. Ne souffrirons-nous pas d'une amputation ou d'une distorsion de ce processus ? Le seul moyen d'apaiser nos doutes à ce sujet est d'observer les conséquences d'une suppression *totale* du sommeil.

De toute évidence, nous ne pouvons nous passer de sommeil pendant trop longtemps. Nous finirions par nous effondrer sur notre lit et rien ne pourrait nous réveiller. Nous avons rarement dépassé une nuit blanche, certains de nous peut-être deux. Généralement, à notre grande surprise, nous fonctionnons correctement le jour suivant : un peu « dans les vapes », pas très clairs, peut-être incapables de fournir un travail un peu dur, mais nous nous en sortons généralement mieux que nous ne l'aurions pensé. Au moins, nous ne nous décomposons pas entièrement. Nous découvrons en nous-même des réserves inconnues qui nous permettent de surmonter la journée. S'il y a une échéance particulière, nous avons la ressource d'actionner un levier imaginaire qui libère en nous l'énergie supplémentaire dont nous avons besoin.

Mais supposons que nous poussions l'expérience à plusieurs jours ? Envisageons un cas extrême et voyons quelle serait l'étendue des dégâts en cas de suppression totale du sommeil pendant plusieurs jours d'affilée. On expérimente la privation de sommeil depuis bientôt cent ans. La première expérience eut lieu en 1894 en Italie, sur des chiots. Les chercheurs rapportèrent que des chiots privés de sommeil mouraient au bout de quatre à six jours. Aujourd'hui encore, vous pourrez lire que « nous-mêmes » (les hommes) mourrions si nous étions privés complètement de sommeil. En 1927, le Dr Nathaniel Kleitman contrôla cette première expérience. Il priva une douzaine de chiots de sommeil pendant deux à sept jours. Morts ? Absolument pas. Il ne constata aucune modification des rythmes cardiaque et respiratoire, du taux de sucre dans le sang, de la température ou de la quantité de globules blancs. Comme l'a constaté le Dr Wilse Webb, qui a publié d'innombrables articles sur les aspects les plus variés du sommeil, les expériences ultérieures menées sur des animaux ont mis en évidence « très peu de modifications précises et étayées pouvant être attribuées au manque de sommeil ». Dans ce cas, pourquoi ces conclusions pour l'expérience de 1894 ? Personne ne le sait. Même aujourd'hui, aucune de ces expériences n'est simple à interpréter. Supposons que l'on prive de sommeil des animaux ou des hommes, et que l'on constate un accroissement de l'agressivité. Est-ce l'absence de sommeil qui les rend hostiles, ou bien le fait qu'un individu en blouse blanche les réveille chaque fois qu'ils ferment les paupières ?

Ce n'est pas parce que les fonctions organiques, telles que rythme cardiaque ou taux de globules dans le sang, ne sont pas modifiées que les animaux n'ont pas sommeil, et même très sommeil. Des rats, que l'on empêchait de dormir en envoyant des décharges électriques dans le sol de leur cage, ont réussi à escalader les murs métalliques et lisses, pour planter leurs crocs dans le grillage qui les surplombait et s'endormir ainsi suspendus ! Il est pourtant extrêmement intéressant de noter que la douceur est plus efficace. On ne peut tenir des rats éveillés à l'aide de décharges électriques plus de dix-huit à trente heures, tandis que d'autres rats, que l'on stimulait en les faisant marcher, en les caressant, en les nourrissant, bref en s'occupant d'eux avec douceur restaient alertes, continuaient à bien manger et se trouvaient relativement en bonne santé après quatre jours sans sommeil. Nous pouvons peut-être tirer une leçon de cette expérience : si vous écourtez votre sommeil de deux heures dans le dessein de gagner du temps pour travailler, vous risquez d'abandonner votre programme au bout de quelques jours, alors que si vous réduisez progressivement et délicatement votre sommeil en aménageant le temps gagné pour y insérer des activités agréables comme récompense, vous aurez plus de chances de vous tenir à votre nouvel emploi du temps et de réussir.

Privés de sommeil, nous restons remarquablement en bonne santé

Les réactions humaines aux privations de sommeil ne diffèrent pas beaucoup de celles des animaux : nos corps continuent à se comporter convenablement, mais nous avons très, très sommeil ; et ce ne sont pas que nos muscles, mais aussi notre faculté de concentration qui en souffre, nous sommes de mauvaise humeur, frustrés, dépressifs. Et bien que nous soyons effectivement en mesure de fournir le travail nécessaire après une nuit blanche, dès que celui-ci est terminé, nous nous effondrons. Si la tension subsiste et que nous n'avons pas le loisir de nous arrêter, nous nous apercevons rapidement qu'il nous faut fournir trois fois plus d'efforts pour accomplir les besognes les plus simples.

Non, il est évident que nous avons besoin de sommeil. La question qui nous intéresse concerne la *quantité*. Les experts cherchant à répondre à cette question ont tout d'abord essayé de découvrir pourquoi nous avons besoin de sommeil, quelle est son utilité. Ils ont donc entièrement privé certains sujets (généralement des volontaires rémunérés venant d'un corps quelconque de l'armée) de tout sommeil pendant une période prolongée, mettons une semaine, afin d'observer les effets. Le record officiel est de onze jours, bien que le *Guinness book of World Records* parle d'une Anglaise qui serait restée près de dix-neuf jours sans dormir. Voici les conclusions que l'on peut en tirer :

État général : pas de surprise. Les gens que l'on empêche de dormir se mettent à avoir de plus en plus sommeil, désespérément sommeil. Il leur devient de plus en plus difficile de rester éveillés. Les groupes de volontaires doivent se surveiller les uns les autres afin d'empêcher les sommes clandestins et l'équipe de recherche doit faire preuve d'une vigilance accrue. L'état de somnolence ressemble un peu à l'état éthylique : difficultés d'élocution avec répétitions et mauvaises prononciations, chutes sur des obstacles malgré les yeux grands ouverts, tendance aux fous rires, vision déformée des objets qui se mettent à onduler et à changer de taille et de forme. Au bout de trois jours, les volontaires n'ont plus la volonté de lire, de tenir à jour leurs notes, ou toute autre activité nécessitant un minimum de concentration. L'envie de dormir devient si forte qu'ils sommeillent quelques secondes les yeux grands ouverts : on appelle cela des micro-sommes, détectables grâce à l'appareillage électronique.

Performances : quelle est la quantité de travail fourni par des gens privés de sommeil ? En laboratoire, une série de tests permet d'évaluer et de quantifier des niveaux de performance. Par exemple, combien de temps faut-il pour appuyer sur un bouton en réaction à un signal visuel ? Dans quelle mesure réussit-on à trier un paquet de cartes en fonction de la couleur, de la forme, du graphisme de la carte ou de la bordure ? A mémoriser une série de courtes phrases ? Quelle est l'aptitude à faire des additions ?

Pendant les trois premiers jours, les facultés ne se dégradent pas de façon spectaculaire. Le sujet peut avoir l'impression subjective qu'il ne parvient pas à donner satisfaction, et la tâche en question exigera peut-être un effort beaucoup plus grand, mais, d'une façon ou d'une autre, cet effort supplémentaire pourra être fourni et le test sera passé remarquablement bien. Un peu comme lorsque nous réussissons, vous ou moi, et Dieu sait comment, à déposer un rapport sur le bureau du patron malgré notre manque de sommeil simplement parce que celui-ci l'a exigé pour 15 h 30.

Les expériences montrent en fait que nous pouvons nous

passer de sommeil pendant trois jours tout en fournissant un travail correct. Au bout de ces trois jours, et au cours des deux jours qui suivent, les performances se dégradent rapidement. Un deuxième souffle paraît, ensuite, endiguer ce déclin intense qui devient alors régulier. Il n'en reste pas moins surprenant que privés de sommeil nous nous comportions si bien. Comme on peut le lire dans un manuel de la *Naval Research* s'adressant aux officiers et décrivant les comportements de leurs hommes en cas de combat leur interdisant tout sommeil, il n'y a « pas d'effets sur les fonctions visuelles et auditives... la coordination et les réflexes sont dégradés mais aucune autre modification du contrôle moteur ou des performances n'intervient... les aptitudes au calcul mental, la résolution d'un problème d'intelligence, ou l'utilisation de la mémoire sont parfois affectées, mais les résultats restent bien souvent inchangés... des tests plus complexes n'indiquent pas de dégradation marquée ».

Il est fascinant de constater que, même soumis à la tension incroyable que représente une privation de sommeil sur plusieurs jours, les tâches intéressantes continuent à être menées à bien, tandis que les travaux monotones, ceux qui ont déjà tendance à provoquer la somnolence en temps normal, deviennent insurmontables et donnent des résultats déplorables. La performance s'améliore tout de suite lorsqu'on propose une activité passionnante. Au début des années 70, l'armée française mena une enquête qui montra que même trois jours de privation de sommeil ne diminuaient pas gravement l'aptitude au combat du soldat. Devant l'ennemi, il se débrouillait très bien. En revanche, placé devant un écran de contrôle radar avec mission de le surveiller en permanence, il pouvait se tenir éveillé, mais son esprit vagabondait alors trop pour que l'on pût compter sur lui. La conclusion reste la même : si vous veillez pour accomplir quelque chose qui ne soit ni monotone ni ennuyeux, il vous sera beaucoup moins difficile de dormir moins.

Répercussions psychologiques : elles sont multiples comme on pouvait s'y attendre, car l'équilibre psychologique varie largement d'un individu à l'autre. L'expérience de deux sujets différents, ayant déclaré la guerre à Morphée pour leur propre compte, nous donnera un aperçu de l'étendue de la gamme des réactions. En 1959, Peter Tripp, disc-jockey à New York, décida de faire la grève du sommeil pour réunir des fonds pour la *March of Dimes* * et sans doute également pour s'offrir un peu de publicité. Il diffusait ses émissions à partir d'un bureau de recrutement de l'armée, largement vitré, à Times Square, et habitait juste en face, dans l'ancien hôtel Astor. Un groupe de psychologues, psychiatres et médecins contrôlèrent l'évolution de Tripp. Sa santé ne présentait pas de problèmes particuliers, et il faisait preuve, lors de ses émissions, d'un degré de compétence honorable. En revanche, son esprit fut rapidement atteint. Après deux jours sans sommeil, il se plaignit d'avoir des toiles d'araignée dans ses chaussures et prétendit que les taches de la nappe étaient des milliers d'insectes grouillants. Au bout de cinq jours apparurent des signes de délire : l'infirmière bavait, le costume en tweed du médecin était un champ de chenilles velues. Un jour plus tard, il hurlait que le tiroir de son bureau était la proie des flammes. Il ne savait plus ni qui ni où il était. La paranoïa s'installait. Le huitième jour, il s'effondra, tombant littéralement dans les bras de quelqu'un. Il dormit ensuite treize heures d'affilée et ses hallucinations, ses tourments s'évanouirent.

Tripp avait trente-deux ans. En 1965, six ans plus tard, un garçon de dix-sept ans nommé Randy Gardner établit le record officiel à onze jours exactement. Ce fut beaucoup plus facile pour le jeune Randy que ce ne l'avait été pour Tripp. Il souffrit effectivement de troubles de la vision, de difficultés d'élocution, de perte de mémoire (il eut même quelque peine à réciter l'alphabet), de quelques nausées et de déséquilibres marqués. Mais sa motricité ne souffrit pas du tout. Au cours de la dernière nuit de veille, le Dr Dement emmena Randy, qui habitait San Diego, dans une salle de jeux où ils jouèrent une centaine de fois au

* Campagne contre la poliomyélite.

baby-foot pour tuer le temps. Le Dr Dement rapporte que Randy gagna toutes les parties et que son état mental n'était pas du tout affecté. Il eut quelques hallucinations, mais il était à cent lieues du comportement psychotique de Tripp. Randy était certainement une personne beaucoup plus équilibrée. Après quatorze heures et quarante minutes de sommeil, il se sentit de nouveau frais comme une rose.

Si l'on prive de sommeil un groupe suffisamment vaste d'individus, on obtient une gamme de réactions tout aussi étendues. Tous auront tendance aux sautes d'humeur, à la morosité et à l'apathie. L'irritabilité, les querelles parfois violentes sont des réactions assez courantes. Certains éprouvent un sentiment d'irréalité, de dépersonnalisation, de difficulté à cerner leur identité. Les hallucinations mineures sont également courantes : la sensation d'avoir des toiles d'araignée sur le visage, par exemple, revient souvent.

La réaction sans doute la plus frappante à ce genre d'expérience eut lieu à l'Institut neuropsychiatrique d'UCLA (University of California Los Angeles), vers la fin des années 60. Au bout de sept jours de veille, l'un des quatre sujets de l'expérience perdit complètement le contrôle de lui-même. Il se mit à hurler de terreur, s'effondra sur le sol en sanglotant et supplia qu'on interrompît l'expérience. Il marmonna quelques mots incohérents au sujet d'un gorille. Or l'interrogatoire psychiatrique révéla qu'il avait, vers cinq ou six ans, été effrayé par une image de gorille qui avait provoqué chez lui des cauchemars. Cette terreur était revenue sous l'effet de la tension provoquée par le manque de sommeil.

Ce type de réaction n'est néanmoins pas fréquent. Le comportement devient rarement complètement « dingue ». L'étude de 350 appelés, en 1955, montra qu'au bout de trois jours sans sommeil 70 % d'entre eux étaient sujets à des hallucinations audiovisuelles, mais que seulement 7 % évoluaient vers un état de psychose aiguë. Comme dit un jour le Dr Webb, impressionné malgré tout par ce qu'endure le corps (fatigue, changements de rythme, besoin quasi insurmontable de dormir) : « Ce qui est surprenant, c'est la faible quantité de réactions déraisonnables. Il est encore plus remarquable de constater que ces comportements singuliers apparaissent rarement avant le troisième jour de privation et se généralisent rarement, même au bout de cinq à six jours d'absence de sommeil. »

Mais alors, me demanderez-vous, que dire des désastreuses conséquences psychologiques engendrées par la privation de sommeil lors des lavages de cerveau, comme, par exemple, lors de la guerre de Corée ? Qu'est-il arrivé à ces victimes et comment expliquer cette différence entre les séquelles dramatiques laissées dans ce cas et l'expérience inoffensive des sujets dont nous venons de parler ?

La privation de sommeil appartient effectivement à la plupart des méthodes de lavage de cerveau, encore qu'il s'agisse dans ce cas de techniques plus insidieuses que la simple privation ; on réveille, par exemple, le prisonnier tous les quarts d'heure, ou on lui permet de très courts moments de sommeil à n'importe quel moment de la journée ou de la nuit pour le désorienter complètement. Mais la privation de sommeil n'est alors qu'un élément de tout un arsenal d'armes physiques et psychologiques. Le prisonnier est totalement isolé, sans personne à qui parler. Il développe une dépendance émotionnelle à l'égard de la seule personne qu'il voit : son interrogateur. Isolement plus dépendance provoquent un sentiment d'impuissance totale, d'autant que son interrogateur le menace fréquemment de torture ou de mort, ou bien brandit la promesse de traitements meilleurs en cas de coopération.

La privation de sommeil est presque systématiquement associée à une cellule crasseuse, une nourriture infecte et irrégulière, des vêtements en haillons, la privation de tabac, un règlement sanitaire humiliant, l'impossibilité de se laver, l'utilisation de matricules au lieu des noms et l'usage de violences physiques telles que coups de pied ou gifles. L'ensemble de ces mesures déclenche la perte d'identité, d'amour-propre, et accentue l'état de dépendance, la peur et la désorientation du prisonnier.

Ce processus d'« affaiblissement » s'accompagne d'interrogatoires durant parfois vingt-quatre heures, et combinant à la fois indifférence, menaces, bonté soudaine et endoctrinement véhément. A travers les humiliations dépersonnalisantes et l'habileté de l'interrogateur s'opère une altération plutôt négative du comportement amenant confessions et conversions. La privation prolongée de sommeil, bien qu'il s'agisse d'un moyen efficace de troubler le raisonnement et d'amplifier le désespoir, n'est en fait que l'un des éléments de la technique globale de manipulation.

Conséquences physiques : quel qu'en soit l'effet sur nos aptitudes au travail et nos facultés intellectuelles, l'absence de sommeil a remarquablement peu d'effet sur notre corps, même au bout d'une semaine entière. Les mains tremblent légèrement, il devient plus difficile de focaliser et les paupières ont parfois tendance à se fermer toutes seules. La sensibilité à la douleur augmente également. Mais, pendant les cinq premiers jours, le poids, les rythmes cardiaque et respiratoire, la tension et les autres fonctions organiques restent inchangés. La modification de la composition du sang et de l'urine est très faible. Ensuite, il se produit effectivement quelques changements, mais d'ordre mineur. Le Dr Ernest Hartmann affirme que « la privation de sommeil provoque peu de modifications chimico-physiologiques clairement démontrées ».

En définitive, voici la conclusion que l'on peut tirer de ces études sur la privation de sommeil : si vous étiez privé *totalement* de sommeil durant une semaine entière, votre santé n'en serait pas autrement affectée, vos facultés de travail se trouveraient perturbées, certes, mais non totalement inhibées, et si vous risquez d'avoir des hallucinations, vous avez, en revanche, peu de chances de présenter des symptômes de psychose. La conséquence principale de la privation de sommeil est qu'elle développe chez l'individu un besoin subjectif et croissant de dormir. Ce fait est indéniable. On n'a pu mettre en évidence aucune autre conséquence nocive.

Cela dit, personne ne nous oblige à rester cinq jours sans fermer l'œil. Ni même trois. Mais si vous voulez disposer d'un peu plus de temps, pour des activités qui vous ont toujours tenté, vous *pouvez* vous offrir le luxe de prendre une heure ou deux sur votre sommeil nocturne. N'est-il pas rassurant de savoir que, si vous étiez contraints à supprimer tout sommeil plusieurs jours durant, cela n'aurait aucune conséquence fâcheuse ?

Dans ce cas, pourquoi dormons-nous ?

Une question doit, à présent, vous brûler les lèvres : si la suppression du sommeil, qu'il s'agisse du sommeil très profond, du sommeil en P.M.O. ou du sommeil tout court, ne semble pas nous affecter, alors à quoi sert-il ? Peut-être, comme disait quelqu'un, le sommeil s'apparente-t-il un peu au sexe. Nous en avons éventuellement besoin, mais l'on ne constate pas de dégâts sur le plan physique si nous sommes contraints de nous en passer. Que nous apporte le sommeil ?

Voici qui semble une question idiote. Nous connaissons la réponse, même si les professeurs, en dépit de leurs données sophistiquées recueillies grâce aux électrodes, à un appareillage E.E.G. et polygraphique, l'ignorent. Nous en reconnaissons la nécessité au fait qu'il nous est impossible de garder les yeux ouverts passé l'heure où nous nous couchons habituellement, et aussi parce qu'il produit sur nous l'effet que nous en attendions : repos et régénération afin d'attaquer une nouvelle journée. Lorsque nous avons eu notre « compte » de sommeil, nous nous sentons de nouveau frais et dispos. Lorsque nous sommes malades, le sommeil nous aide à nous rétablir. Nous savons également qu'après les périodes de tension morale importante nous avons besoin de plus de sommeil, qu'il nous repose, éclaircit l'atmosphère, nous pousse à continuer. Lorsque nous sommes fatigués, le sommeil prend plus d'importance encore que la vie. Si vous y voyez une exagération, pensez à la sentinelle qui s'endort en pleine nuit, quand l'attaque de l'ennemi est imminente, ou aux conducteurs qui s'endorment au volant.

Le sommeil est une chose importante, c'est indéniable. Mais, en réfléchissant bien, quelques questions surgissent.

Si le sommeil permet de reconstituer le corps fatigué, comment se fait-il alors que le docker dorme autant que le comptable ? Si le sommeil repose l'esprit tendu, pourquoi est-il si difficile de s'endormir après une journée intellectuellement active et stimulante, alors que c'est si facile si la journée a été morne et inintéressante ? De plus, nous savons que les cellules nerveuses du cerveau sont tout aussi actives en état de sommeil que durant la veille.

Les savants ne sont ni des simples d'esprit ni des paresseux et, comme tout le monde, ils dorment autant que nous. Mais ils ne connaissent pas non plus encore les solutions de ces énigmes. Malgré la richesse croissante des données sur le sommeil, la manière dont il nous repose et ce qu'il opère sur nos esprits ou nos corps les laissent perplexes. *Quelles* facultés sont donc altérées au cours de la journée, pour qu'il faille les régénérer au cours du sommeil ? Il fut un temps où l'on pensait que la régénération des cellules avait lieu au cours du sommeil. Nous savons maintenant qu'elle s'effectue vingt-quatre heures sur vingt-quatre. Et pourquoi alors certains animaux dormiraient-ils deux heures et d'autres quatorze ou même plus ? Pourquoi certains humains n'auraient-ils besoin que d'une ou deux heures de repos pour se porter aussi bien que d'autres qui dorment huit ou dix heures ?

Il y a actuellement tant de questions fondamentales restées sans réponse qu'il est naturellement difficile aux savants de se prononcer sur la question qui nous occupe : de combien d'heures de sommeil avons-nous réellement besoin ? Écoutez à ce propos le Dr Dement, de Stanford : « Il serait agréable de pouvoir fournir à cette question une réponse vive et péremptoire, mais cela nous est impossible, car nous ne pouvons même pas répondre à une question encore plus fondamentale : ''Avons-nous seulement besoin de sommeil ?'' De plus, il nous est encore impossible d'aborder cette question, puisque nous ne savons même pas quelle action exerce le sommeil. » Autre commentaire, celui-ci du Dr Allan Rechtschaffen, de l'université de Chicago : « Je me sens mieux après avoir dormi, mais pourquoi ? Je n'en sais rien, et personne d'autre ne le sait. »

Dans l'un de ses livres, le Dr Dement dit d'ailleurs en plaisantant que, si nous dormons, c'est « pour éviter de circuler dans le noir et de nous cogner aux objets ».

Il existe néanmoins un professeur qui a choisi le parti suivant : regardons en face les conclusions de nos recherches. Le Dr Ray Meddis, chercheur britannique, pense qu'« il est temps de débarrasser le concept du sommeil de son assimilation multicentenaire au besoin de repos et de récupération. A son avis, les deux choses ne sont pas forcément liées ». Le Dr Meddis ne s'arrête pas là : « Je suis tenté de m'excuser de l'absurdité de mes propos, mais, selon ma théorie, le sommeil n'a aucune fonction essentielle à l'homme moderne et, au moins en principe, celui-ci peut s'en passer et vivre heureux. »

Quelle proposition ! Nous envisageons une réduction de sommeil de l'ordre de 25 % et voilà qu'un expert nous déclare tout de go que nous pouvons sans doute nous en passer complètement. Il ne sait pas encore comment y parvenir, car nous aurions tout de même sommeil, mais, avec une méthode adéquate, il assure que cela ne nous ferait aucun mal. En d'autres termes, le sommeil ne serait qu'une colossale perte de temps.

Les autres chercheurs ne sont pas prêts à aller si loin. Ainsi, le Dr Peter Hauri, de Dartmouth : « Il semble ridicule de prétendre qu'il n'y ait pas de récupération et cela va à l'encontre du bon sens élémentaire. Personnellement, je n'y crois pas. » Il reconnaît pourtant qu'il ne détient aucune preuve du contraire. Ou bien, comme dit le Dr Rechtschaffen : « Si le sommeil n'a pas de fonction absolument vitale, alors c'est la plus grande erreur de l'évolution. » (A ce propos, Aristote prétendait savoir pourquoi nous dormons : pour nous permettre de digérer. Sinon pourquoi nous endormirions-nous après un bon repas, et pourquoi les bébés mangeraient-ils et dormiraient-ils autant ?)

La mystérieuse chimie du sommeil

Ce n'est pas parce que les scientifiques ne peuvent expliquer le sommeil qu'ils n'avancent pas de théories. Il existe deux écoles. L'une d'elles insiste sur l'importance des processus physiologiques, non encore identifiés, que nous apporte le sommeil. Ces experts parlent de « décharge hormonale », d'« accumulation des déchets métaboliques », de « renouvellement des tissus cérébraux » et de « modification de la formule sanguine ». La plupart de ces considérations sont difficiles à appréhender pour un profane. Écoutez plutôt : le système catecholaminergique pourrait être rétabli par certains mécanismes synoptiques simples tels que la récupération de l'altération membranaire ou le catabolisme des amines dans la fissure synoptique. Compréhensibles ou non, ces propos restent des théories, puisque ceux qui les énoncent admettent eux-mêmes qu'ils n'en sont qu'au stade expérimental et purement hypothétique. Nous n'en savons pas encore assez sur les réactions chimiques qui se déroulent au cours du sommeil.

Il *existe*, toutefois, au moins une réaction chimique dont nous avons presque tous entendu parler. La progestérone est une hormone sécrétée en abondance par les femmes enceintes, et cela pourrait expliquer pourquoi les femmes dorment tant au cours des premiers mois de grossesse. Lorsque l'on injecte de la progestérone dans le cerveau de chats, par exemple, ceux-ci s'endorment. Voilà donc au moins une indication de relation entre la chimie du corps et le sommeil.

On trouve une autre indication dans les hormones surrénales prescrites pour traiter la dépression : celles-ci semblent stimuler les gens, qui connaissent alors un état d'excitation où ils ont moins besoin de sommeil. Le Dr Nathan Kline, de l'hôpital de Rockland, dans l'État de New York, l'un des pionniers du traitement des problèmes psychologiques par la chimie plutôt que par la thérapie verbale, s'est aperçu que les drogues antidépressives qu'il prescrivait, et qu'il qualifie de « stimulants psychiques », avaient des effets analogues sur ses patients. Il expérimenta personnellement l'un de ces médicaments, un monoaminoxidase ou IMAO, et découvrit qu'il ne dormait plus que trois heures par nuit et se sentait très bien. Il arrêta au bout de deux mois, ignorant les effets à long terme de ce type de drogue. Il se demanda pourtant si, un jour, des gens parfaitement normaux ne prendraient pas une petite pilule chaque jour, pour réduire leur temps de sommeil à deux ou trois heures par nuit.

La théorie serait la suivante : puisque des médicaments suscitant une réaction chimique dans le corps influent sur le besoin de sommeil, c'est donc qu'il est lié d'une certaine façon à l'existence de substances chimiques dans le corps. Lorsque ces substances sont reconstituées, réduites ou subissent quelque autre processus durant le sommeil, celui-ci nous laisse revitalisés, motivés et optimistes. Cela dit, jusqu'à présent, personne n'est capable de déterminer quelles sont ces réactions chimiques, et aux yeux sceptiques du Dr Meddis ces théories sont « à peine plus que des phantasmes biochimiques ».

Si les processus chimiques qui nous reposent ont bien lieu au cours de la nuit, cela laisse encore sans réponse la question de savoir si une partie de ces processus doivent être attribués au sommeil en P.M.O. et une autre au sommeil hors P.M.O. Il semblerait logique que le sommeil profond, stades 3 et 4, assure la reconstitution du corps, tandis que les rêves en P.M.O. affectent l'esprit. En tout cas, les savants font leur possible pour élucider cette question. Ils ont, par exemple, noté que les athlètes, lors de l'entraînement, les rats, après activité sexuelle, et les bébés, après la circoncision, présentent des stades 4 plus prolongés. Le Dr Hartmann est le défenseur le plus assidu du point de vue selon lequel le sommeil profond reposerait le corps tandis que le sommeil en P.M.O., malgré ce que nous avons vu au chapitre précédent, servirait probablement à faire face aux tensions de la journée. Il semblerait également que le sommeil en P.M.O. apporte une aide au processus d'apprentissage. Lors d'un stage linguistique intensif, par exemple, les sujets ayant le mieux réussi avaient des P.M.O. accrues. Il existe une théorie selon laquelle l'esprit fonctionnerait, lors des P.M.O., comme un ordinateur traitant les informations entrées au cours de la journée et emmagasinant ce qui doit être conservé. Au cours d'une étude intéressante, on fit porter à de jeunes adultes des lunettes à prisme inversé, ce qui leur faisait voir le monde à l'envers, et leur temps de sommeil en P.M.O. se trouva accru tant qu'il leur fallut s'adapter à cet environnement chamboulé.

Malgré tout, le Dr Laverne C. Johnson, du Centre naval de recherche sur la santé de San Diego, émet des doutes quant au cloisonnement des fonctions du sommeil selon les stades. Il priva certains sujets de sommeil durant deux nuits. Ensuite, au cours de deux nuits de récupération, il en laissa une partie dormir normalement tandis qu'il privait l'autre de sommeil au stade 4 et en P.M.O. uniquement. Les schémas de récupération ne présentèrent aucune différence. Les stades 4 et les P.M.O. ne semblent donc avoir aucune vertu reposante. Le sommeil, c'est du sommeil. Johnson conclut en disant que « c'est plus la quantité que le type de sommeil qui semble être le facteur le plus important ».

Le sommeil est-il un anachronisme ?

Il existe une deuxième école de pensée au sujet du sommeil. Elle nous intéresse tout particulièrement. Cette théorie-là prétend que le sommeil apparut au cours de l'évolution pour des raisons de survie et que cette situation subsiste, bien que sa fonction en soit obscure. C'est à présent une pulsion innée, un instinct, et même en l'absence de toute valeur de récupération nous en avons besoin car il est inscrit dans nos gènes.

Selon cette théorie, le sommeil a vraisemblablement été « inventé » il y a quelque deux cents millions d'années, lorsque les créatures de la mer rampèrent sur la berge. Les habitants de la terre ferme prirent l'habitude de dormir par mesure de sécurité. Le jour, il leur fallait être alertes et vigilants, attentifs à tout danger. La nuit, on ne pouvait les voir, mais on pouvait les entendre, il valait donc mieux rester calme et silencieux, à l'écart. Le repos leur permettait de courir plus vite et plus loin le jour suivant, et le sommeil leur garantissait, la nuit, une certaine discrétion.

Les béhavioristes sont en mesure de fournir des exemples précis dans le règne animal à l'appui de cette thèse sur la survie. L'éléphant, par exemple, ne dort que deux ou trois heures, car il a besoin du maximum de temps pour récolter de quoi remplir son estomac gigantesque. (Les éléphants des zoos, qui sont nourris, dorment quelques heures de plus.) Mais il s'agit surtout de la chasse : les prédateurs se sentent en sécurité durant de longues heures, tandis que les victimes, elles, dorment le moins possible. Les ruminants (vache, mouton et cerf, par exemple), souvent à découvert, dorment très peu. Les écureuils, en sécurité dans leurs terriers, dorment quatorze heures par jour. Le gorille qui n'a rien à craindre lui non plus, son seul ennemi étant l'homme, dort également quatorze heures. Le lion tout-puissant dort seize heures. Truett Allison et Henry Van Twyver découvrirent d'autres exemples intéressants : le nycticèbe du Bengale, qui se défend si bien que même les tigres l'évitent, dort de longues heures ; le babouin d'Afrique, qui dort au sommet des arbres de la savane broussailleuse, où le feuillage est rare, dort par à-coups, craignant le léopard ; le singe macaque d'Asie, en revanche, qui dort aussi dans les arbres, mais au feuillage dense et protecteur, dort longtemps et profondément.

Et l'homme ? L'homme eut autrefois beaucoup à craindre des animaux, il décida donc de s'allonger dès le coucher du soleil. Et l'habitude devint hérédité. Mais cette crainte n'existe plus depuis des siècles, et depuis les temps modernes l'homme est en mesure d'éclairer artificiellement la pénombre et de créer le jour. Le sommeil ne tient-il pas alors de l'anachronisme ? N'est-il pas temps de dépasser le besoin de sommeil ? Ce n'est qu'une tare inutile. Dès que la pendule indique onze heures, nous nous frottons les yeux, bâillons et pensons à notre lit non pas à cause de la fatigue accumulée, mais bien par *instinct*. C'est l'ancienne peur qu'un prédateur ne nous guette quelque part dans le noir. D'après le Dr Meddis : « Si vous réfléchissez bien, vous vous apercevrez que les seules personnes qui vous voient dormir sont des gens auxquels vous confieriez votre vie de toute manière. » Puisqu'il n'y a aucune preuve directe confirmant la théorie selon laquelle le sommeil est associé à un processus quelconque de rétablissement, et puisque sa fonction adaptative ne joue plus, « il est possible que le temps passé à dormir soit totalement gâché ».

Peu de scientifiques se rangent entièrement à l'avis du Dr Meddis. Le Dr Rechtschaffen par exemple déclare qu'il lui est impossible de croire que « le sommeil ait pu demeurer virtuellement inchangé au fil de l'évolution des mammifères, vestige monstrueusement inutile et mal adapté ». C'est néanmoins une idée intriguante. Si le sommeil n'est effectivement qu'une adaptation à des conditions extérieures périmées, alors *c'est bien* un anachronisme. Nous ne pouvons supprimer radicalement le sommeil, car ce besoin est ancré en nous depuis des siècles, mais nous pouvons au moins en éliminer une partie. Comme l'indique le Dr Gordon G. Globus, de l'université de Californie, nous savons que la plus grande partie du sommeil profond, à ondes lentes, se situe au début de la nuit et la privation de sommeil en P.M.O. ne semble pas avoir d'effet. D'autre part, ajoute-t-il, « d'autres facteurs tels qu'une réduction du travail physique ou une meilleure alimentation font que nos corps n'ont sans doute pas besoin, et de loin, de tant d'heures de sommeil ; pourtant notre cerveau continue d'imposer cet anachronisme de l'évolution ». Il nous faut donc créer un nouveau comportement, adapté au monde d'aujourd'hui. Dormir moins, c'est aller dans le sens de l'évolution. Nous y viendrons tous un de ces jours, alors pourquoi ne pas se trouver à l'avant-garde du mouvement ?

Le Dr Mangalore Pai, expert britannique du sommeil, est un défenseur acharné de la thèse selon laquelle l'adaptation de l'homme au rythme de la vie urbaine moderne passera par un sommeil plus court. Il dit avoir observé en Inde des gens qui vivaient dans des conditions primitives et dormaient neuf, dix ou même onze heures par nuit. Ces gens-là n'avaient tout simplement rien de mieux à faire. Quand ils se rendent à la ville, en revanche, ils dorment tout de suite beaucoup moins, tout excités qu'ils sont par ce qu'ils voient et par leur nouvelle expérience. Pour le Dr Pai, la conclusion s'impose : « Il est inscrit dans le processus d'évolution de l'homme que celui-ci dormira de moins en moins au fur et à mesure qu'il découvrira des raisons de rester éveillé. »

D'après le Dr Pai, les individus élevés dans des sociétés industrielles sont assaillis de stimuli dès la petite enfance. La télévision, le cinéma et les livres stimulent l'esprit et submergent la pulsion de sommeil. Parallèlement à la régression du désir s'opère une régression du besoin. Étant donné l'activité intellectuelle accrue du monde moderne, conclut le Dr Pai, « des modifications physiologiques en découleront inévitablement. L'une d'elles sera une réduction du temps de sommeil. C'est un signe de bonne santé ».

V. L'EFFICACITÉ DANS LE SOMMEIL : COMMENT DORMIR MIEUX, QUELLE QUE SOIT LA DURÉE

Malgré toutes les énigmes que nous pose le sommeil, il reste tout de même un fait indiscutable sur lequel les chercheurs et le bon sens s'accordent : la qualité de notre sommeil détermine et contrôle de façon essentielle sa quantité.

Corollaire : la qualité enlève de l'importance à la quantité. Nous nous souvenons tous de nuits de huit heures dont nous nous réveillons fatigués, et d'autres nuits après lesquelles nous nous sentons parfaitement bien tout en n'ayant dormi que six heures. Feu le Dr Morris Fishbein, ancien directeur de l'*American Medical Association,* écrivit : « Trois heures de sommeil calme et ininterrompu sont souvent plus reposantes que huit heures agitées avec l'esprit tracassé et inquiet. »

En d'autres termes, ce n'est pas la *quantité* mais bien la *qualité* du sommeil qui détermine l'état général du lendemain. Un sommeil long mais agité, passé à se débattre dans les couvertures, n'apporte ni repos ni fraîcheur le matin suivant. En fait, le programme même de réduction de sommeil pourrait peut-être améliorer la qualité de votre repos. Les petits dormeurs dorment souvent profondément tandis que les autres, ceux qui dorment neuf heures, ont tendance à avoir un sommeil agité. D'après le Dr Hauri, « écourter le temps passé au lit semble rendre le sommeil plus bénéfique. Trop de temps au lit semble, en revanche, amener un sommeil fragmenté et peu profond ».

Observons donc le sommeil et son efficacité en général. Nous pouvons tous profiter des moyens découverts pour rentabiliser notre sommeil, le rendre plus reposant, quel que soit le temps que nous passons au lit, et même si nous n'entreprenons pas le programme de réduction décrit au chapitre VII. Pourtant, si vous avez décidé de le mettre en pratique, ce chapitre vous aidera beaucoup à démarrer.

Mais avant de passer en revue nos moyens pour atteindre les conditions optimales d'une bonne nuit de sommeil, il convient de mettre le lecteur en garde : les suggestions qui vont suivre à propos des menus rites du coucher n'auront pas d'effet positif si ceux qui vous étaient familiers jusqu'à présent allaient à l'encontre d'un sommeil sain. Comme disait très justement le Dr Julius Segal, de l'Institut national de santé mentale : « Un sommeil profond n'est pas le résultat d'une action précédant immédiatement le coucher, mais dépend avant tout d'un style et d'un rythme de vie appropriés. » Dans la même ligne de pensée, les Drs Thomas Coates et Carl Thoreson, de Stanford, ont écrit récemment ceci : « Pour bien dormir, il faut bien vivre. Des journées agitées engendrent des nuits également tourmentées. » Si vous fumez trop, mangez ou buvez trop, votre sommeil s'en ressentira. Si vous êtes sur les nerfs toute la journée, vous ne pouvez pas espérer qu'une relaxation de trois minutes et un verre de lait chaud suffisent à garantir un sommeil serein.

Bien entendu, c'est plus souvent l'esprit et non le corps qui est la cause des désagréments nocturnes. Les tests psychologiques révèlent d'ailleurs que les gens qui dorment mal ont fréquemment un caractère tourmenté. A titre d'exemple, les individus qui souffrent de troubles du sommeil répondent trois fois plus souvent par « oui » à la question : « Vous sentez-vous mélancolique et solitaire lorsque vous êtes invité à une soirée ? » Et comme chacun connaît des périodes où le sommeil est troublé par des problèmes personnels obsédants, que penser de ceux que tracasse perpétuellement une chose ou une autre ? Dans les cas extrêmes, où le sommeil est corrodé par des semaines ou des mois d'anxiété, la seule solution reste une assistance psychologique professionnelle.

Cela ne signifie en aucune manière que *tous* les troubles du sommeil, de l'insomnie chronique à la narcolepsie (dont les victimes sont atteintes d'« attaques de sommeil » durant le jour), soient dus forcément au mental. Comme l'indiquent les travaux de plus en plus approfondis effectués en laboratoire, certains de ces troubles sont d'ordre physiologique et peuvent être résolus par un traitement médical étroitement surveillé.

Nous reviendrons sur les troubles du sommeil au cours de ce chapitre, mais pour l'instant notons simplement que quiconque est sujet à des troubles majeurs du sommeil, plus graves que la simple insomnie, devrait effectivement suivre un traitement et ne pas s'attendre à tirer des bénéfices considérables de ces consignes d'ordre général. Il serait également prudent de consulter une autorité médicale quelconque avant d'entreprendre un programme de réduction de sommeil. Car il ne serait pas d'une bien grande utilité d'essayer de réduire son temps de sommeil si les troubles ressentis sont l'effet d'une tendance dépressive ou de désordres de type neurologique.

Mais pour ceux qui se sentent en bonne santé mentale et physique, sans abuser de l'une ni de l'autre, voici quelques moyens d'améliorer l'efficacité de votre sommeil.

1) *Le meilleur remède : s'astreindre à un horaire régulier*

C'est probablement la règle à suivre la plus importante si vous entreprenez d'adopter de bonnes habitudes de sommeil. D'une certaine façon, c'est aussi la plus ardue. Qu'il s'agisse de travail ou de loisirs, les raisons de veiller certains soirs sont fréquentes, le tout compensé par une grasse matinée à la première occasion, le plus souvent le week-end suivant. Les jeunes célibataires ont tendance à connaître ces extravagantes fluctuations dans leur emploi du temps, tandis que ceux qui vivent en famille ont généralement des habitudes régulières.

Quel que soit votre style de vie, si vous souhaitez établir un rythme de sommeil sain, faites le maximum d'efforts pour vous coucher et vous lever aux mêmes heures chaque jour. Si vous habituez votre corps à cet horaire, et si vous

vous y tenez, votre sommeil sera bientôt synchronisé avec les rythmes naturels de votre corps et avec votre métabolisme. Comme dit le Dr Webb, si vous vous couchez à 22 h 30 un soir, et à 2 heures du matin la nuit suivante, « votre système de sommeil se rebellera et dira :"Qu'est-ce que c'est que cette conduite ? Un soir, il faut que je dorme, et le suivant que je veille. Et ce soir alors ?" » Cela risque fort d'engendrer un sommeil agité. Au cours d'une étude, on s'aperçut que les deux propositions : « Je dors facilement » et « Je me couche régulièrement à la même heure », allaient de pair.

John M. Taub et Ralph J. Berger, tous deux professeurs à l'université de Californie, à Santa Cruz, ont effectué plusieurs expériences pour cerner l'effet de la régularité sur la qualité du sommeil. Les sujets de ces expériences devaient dormir huit heures, mais varier leurs horaires : 20 heures à 4 heures, 22 heures à 6 heures, minuit à 8 heures et 4 heures à midi. Ils ont conclu, dans leur jargon professionnel, que « les variations par rapport à un schéma habituel sommeil/veille sont plus directement liées à l'efficacité du comportement humain que la durée totale du sommeil... » En langage courant, cela signifie que *le bien-être et la capacité au travail dépendent sans doute plus de la régularité de votre horaire de sommeil que de sa quantité.*

Cela a bien dû vous arriver : vous vous couchez habituellement à 23 heures, et vous vous levez à 7 heures ; puis, un certain matin, à 6 heures. Et même si, le soir suivant, vous vous mettez au lit à 22 heures, la fatigue vous prend, n'est-ce pas ? La vieille rengaine : une heure de sommeil avant minuit en vaut deux après minuit ne tient pas debout. L'important est avant tout de s'en tenir à des heures régulières, quelles qu'elles soient.

Il est, bien sûr, quasiment impossible de se coucher chaque jour à la même heure. Un enfant peut vous tenir éveillé deux heures durant, au milieu de la nuit, pour un cauchemar ou un mal de dents. Peut-être êtes-vous anxieux à l'idée d'une réunion professionnelle importante qui doit se tenir le lendemain, et cela vous empêche de dormir. Ou bien vous démarrez une idylle et faites l'amour presque toute la nuit, à moins que ce ne soit la fin de l'aventure et que les disputes se chargent d'écourter votre sommeil. Quelle que soit la raison qui vous oblige à veiller plus que de coutume, essayez de vous lever tout de même à peu près à l'heure habituelle. Vous serez certainement fatigué pendant une heure ou deux, mais cela vous passera probablement vers le milieu de la matinée. Essayez de vous coucher un peu plus tôt le soir suivant. Rappelez-vous que vous n'avez pas besoin de récupérer chaque minute de sommeil perdu. Nous avons vu que des gens qui s'arrêtaient de dormir pendant plusieurs jours d'affilée, même une semaine, récupéraient complètement en dormant cinq ou six heures supplémentaires, bien qu'ils en aient « perdu » cinquante. Si, par exemple, vous vous couchez deux heures plus tard que d'habitude, ne vous sentez pas obligé de dormir deux heures de plus la nuit suivante. Une heure suffit largement, et les gens actifs et dynamiques se contenteront largement d'une demi-heure supplémentaire. Ne restez pas non plus des heures au lit le week-end. Si vous vous êtes couché à l'heure habituelle, dormez au maximum une demi-heure de plus. Après tout, pour améliorer l'efficacité du sommeil, la régularité est importante et vous n'y arriverez jamais si vous enfreignez la règle deux matins sur sept. De plus, ces quelques heures du week-end conviennent à merveille pour s'acquitter des corvées ou s'adonner aux passe-temps favoris pour lesquels vous manquez de temps durant la semaine.

Les rites du coucher : développez une routine de sommeil

Tout comme la régularité des horaires de sommeil, établir une routine, soir après soir, n'est qu'une question de conditionnement : la routine met en place un processus intellectuel qui incite au sommeil tout comme la fixité des horaires « met à l'heure » l'horloge métabolique interne. Nous savons tous que la berceuse habituelle aide les enfants à s'endormir. Pour ce qui est du sommeil, les adultes ne réagissent pas différemment. Une routine répétée invariablement tous les soirs au coucher a tôt fait de nous alourdir les paupières. Et si nous trouvons facilement le sommeil, nous évitons de nous y plonger d'une façon qui risque de provoquer un sommeil agité et de nous causer tension et frustration. D'autre part, le conditionnement agit à double sens : si votre routine habituelle ne vous conduit pas au sommeil, la modifier peut avoir un effet bénéfique. Passez, tout d'abord, en revue tous les détails qui peuvent se reproduire chaque soir, dans le même ordre, de la même façon, et qui pourraient conditionner votre esprit à les associer au sommeil. De petites choses comme la vérification des fenêtres et des portes, la petite visite aux enfants, les animaux domestiques. Baisser la température, préparer les effets du lendemain, faire sa toilette du soir, sa prière ou encore, pour suivre la mode, ses quelques minutes de méditation. Le dernier petit en-cas ou le verre de cognac. Ou encore se plonger dans un bain chaud, activité particulièrement délassante négligée par la plupart d'entre nous, et surtout les hommes.

Chacun peuple ainsi les dernières minutes d'avant le coucher d'une foule de petites habitudes. A tel point que passer outre inhibe leur sommeil. Peut-être est-ce vider le lave-vaisselle ou cirer vos chaussures, votre petite routine indispensable. Dickens, lorsqu'il voyageait, se sentait contraint de vérifier que son lit était orienté au nord, car il pensait que dans le cas contraire il ne pourrait profiter des vertus des ondes électriques qui passent d'un pôle à l'autre. Barbara Walters est obligée d'établir son programme du lendemain. Une fois rédigé, cela ne la préoccupe plus le moins du monde et, comme toutes ces petites routines, l'amène délicatement au sommeil.

Pour certains, lire ou regarder la télévision constitue une détente excellente avant de se coucher alors que pour d'autres tout est prétexte à stimulation intellectuelle. Leur esprit tourne et retourne inévitablement les idées suggérées par le livre ou l'émission, et le sommeil se trouve retardé par un flot de pensées. De fait, certains experts en problèmes d'insomnie s'opposent formellement à toute lecture ou émission télévisée au lit. Ils prétendent que celui-ci ne doit servir qu'à dormir ou à faire l'amour, et qu'il convient de s'installer dans une autre pièce pour lire ou regarder la télévision. Bref, tâchez d'associer votre chambre au sommeil et vous renforcerez le conditionnement. Mais chacun reste libre d'en faire à sa guise. Si vous pensez que ce genre d'activité, loin de vous aider à vous endormir, a tendance à vous tenir éveillé plus longtemps, faites-le avant de vous coucher et ne vous couchez que lorsque vous êtes prêt à dormir.

Abordons à présent une autre activité concernant le coucher et précédant le sommeil : le sexe. C'est un exercice stimulant pour l'esprit comme pour le corps, cela ne fait aucun doute. Mais c'est aussi une détente. Beaucoup prétendent même ne pas pouvoir s'endormir sans cette décharge d'énergie sexuelle. Eh bien, c'est peut-être leur forme particulière de conditionnement au sommeil, mais, physiologiquement, c'est une absurdité. L'activité sexuelle détend mais n'a pas d'effet sédatif. Il y a déjà longtemps, Kinsey indiqua que la sensation de relaxation suivant l'orgasme ne dure que quatre ou cinq minutes. D'autre part, un partenaire qui s'endort immédiatement après les rapports a peu de chance d'être apprécié par un compagnon de lit qui chercherait à échanger quelques paroles tendres après les relations intimes et finirait par réveiller celui-ci sans ménagement. Il ne semble donc pas y avoir de règle universelle : l'activité sexuelle procure parfois un sommeil profond, et d'autres fois non.

De toute façon, que ce soit le sexe, un livre ou rien, le moment arrive toujours de fermer les paupières. Là encore, la dernière étape de la routine nocturne peut vous être d'un grand secours pour écarter de votre esprit l'anxiété et l'attente du sommeil. La position de départ importe peu pourvu qu'elle soit confortable et toujours identique, autre élément fixe de la routine. Ensuite, au lieu de laisser votre esprit repasser les événements de la journée ou dériver vers les échéances du lendemain, trouvez une méthode, et tenez-vous-y, qui vous libère l'esprit et annihile cette conscience perpétuellement réfléchie.

Après tout, c'est bien ainsi que les gens comptent les moutons. Ou se rappellent un paysage particulièrement agréable pour chasser toute pensée inquiétante. Il existe une méthode particulièrement efficace pour la plupart des gens. Il faut se coucher sur le dos, à plat, les bras le long du corps, et se concentrer intensément sur sa propre respiration. Inspirez lentement et profondément, retenez votre souffle pendant une seconde, puis soufflez progressivement et recommencez. Vous pouvez aussi fixer l'arête de votre nez, les yeux clos, ou vous concentrer sur un point blanc, triangle ou cercle, ou tout autre objet que vous inspirera votre imagination. Se concentrer sur un mandala tout en respirant régulièrement chassera toute autre préoccupation de votre esprit. Au bout de quelques instants, la respiration deviendra progressivement moins mesurée, pour retrouver la normale tandis que vous sombrerez dans le sommeil. Bien sûr, vous pouvez qualifier ce procédé de méditation, yoga, autohypnose ou autosuggestion, mais, de toute façon, il est reconnu que c'est assez efficace.

D'autres disent qu'un exercice simple de relaxation produit des merveilles. Voici comment on peut s'y prendre. Tout d'abord, tendez un pied en pointant vos orteils vers l'extérieur. Conservez cette position pendant cinq secondes, puis relâchez. Ensuite, pointez vos orteils vers votre tête, gardez cinq secondes, puis relâchez. Faites la même chose avec l'autre pied. Ensuite, tendez une jambe pendant cinq secondes, relâchez-la doucement. Puis l'autre jambe (les premières fois, contentez-vous de deux ou trois secondes, afin d'éviter les crampes). Passez ensuite aux fessiers, tenez cinq secondes, puis relâchez. Puis l'abdomen. Inspirez profondément en contractant les muscles du thorax, gardez votre souffle, puis relâchez doucement. Poussez vos omoplates en arrière, comme si vous cherchiez à les mettre en contact, puis effectuez le même exercice vers l'avant. Tendez les bras à tour de rôle. Serrez votre poing gauche, puis le droit. Fermez les yeux très fort, serrez les dents et la mâchoire. Levez les sourcils le plus haut possible. Pour finir crispez-vous des pieds à la tête, tenez cinq secondes, puis laissez votre corps se liquéfier doucement. Quand vous

vous contractez, faites-le au maximum, et, lorsque vous vous relâchez, exagérez ce laisser-aller, comme si vous cherchiez à détendre vos muscles plus encore qu'à l'état normal. Si cet exercice n'a pas eu raison de votre agitation, recommencez. Le processus tout entier ne dure que quelques minutes et c'est une bonne méthode de détente à tout moment de la journée. Vous pouvez l'appliquer dans l'ascenseur ou à votre bureau, n'importe où et à n'importe quelle heure. Comme nous l'avons dit, les tensions et pressions de la journée entament une part du sommeil profond de la nuit.

Une routine de coucher complète et élaborée, se laver les dents, faire ses chaussures, lire, se libérer l'esprit pour l'aider à sombrer dans l'inconscience, deviendra vite un mécanisme sur lequel vous pouvez compter. Si vos préparatifs au sommeil ne sont pas satisfaisants, mais si, au contraire, ils signifient frustration, changez-en. Si vous preniez un cognac, essayez le lait ; si vous regardiez la télévision, prenez un livre, ou oubliez les deux ; si les exercices de relaxation n'ont aucun effet sur vous, apprenez la méditation. (Nous reviendrons sur tout ceci au cours du dernier chapitre.) Et lorsque vous aurez trouvé un rituel qui semble efficace, tenez-vous-y. Une répétition systématique vous conditionnera à associer ce rituel au sommeil paisible, et s'endormir deviendra pour vous un simple automatisme.

Un corps fatigué aspire au repos : faites régulièrement de l'exercice

On nous a rabâché à tous qu'une bonne journée d'exercice procurait toujours une bonne nuit de sommeil. Mais est-ce bien vrai ? Faire du sport améliore-t-il la qualité du sommeil ?

La réponse est *oui*. Cela ne signifie pas pour autant que les travailleurs de force ne souffrent jamais d'insomnies, ou que des gens cloués au lit ne dorment pas comme des loirs, mais, d'une façon générale, dit le Dr Hauri : « Un peu d'exercice quotidien et régulier procure généralement, à long terme, un sommeil plus profond. » Ici, nous pouvons faire confiance au sens commun, et la première des consignes des experts en sommeil à leurs patients insomniaques se résume ainsi : « Faites de l'exercice. La fatigue vous aidera à vous endormir. »

Notez que le Dr Hauri parle d'un exercice quotidien régulier. Lorsqu'on effectue des tests, en laboratoire, sur des athlètes professionnels, leur sommeil dénote un pourcentage plus important dans les phases 3 et 4, c'est-à-dire les phases de sommeil profond qui pourraient correspondre à l'élimination de la fatigue physique. Un athlète blessé, laissé sur la touche, ne présente plus cette particularité. Donc, si vous vous contentez du match de tennis du samedi matin, vos nuits n'en seront pas beaucoup améliorées. Vous avez besoin d'une activité quotidienne.

Ce qui ne signifie pas non plus qu'il s'agisse d'exercices physiques intenses. Vous pouvez vous astreindre à un footing journalier pour améliorer votre système cardiovasculaire, c'est parfait, mais un exercice modéré suffira pour votre sommeil. Parcourir quelques kilomètres à pied, par exemple, au lieu de prendre votre voiture, ou bien monter les escaliers à pied régulièrement au lieu de prendre l'ascenseur, ou même vous rendre jusqu'au bureau de votre collègue au lieu de décrocher systématiquement le téléphone. Bref, bouger à la moindre occasion suffit à brûler de l'énergie et invite plus facilement au sommeil. D'ailleurs, un effort physique intense occasionnel risquera plutôt de vous tenir éveillé à cause des courbatures et des douleurs qu'il vous occasionnera. Il nous est arrivé à tous de nous coucher et de nous trouver « trop fatigué pour nous endormir ». Ce qu'il vous faut, c'est juste assez d'exercice physique pour vous tonifier, et non pas pour vous fatiguer. Si vous nagez déjà deux fois par semaine, essayez de marcher un peu plus, un peu plus loin et un peu plus vite, les cinq autres jours.

De toute évidence, il ne faut pas faire d'exercice juste avant de se coucher. Votre dîner est peut-être digéré, mais ne stimulez pas votre cœur et vos poumons et n'augmentez pas votre température juste avant de mettre tout cela en veilleuse pour la nuit. Va pour la promenade du soir, bien sûr (c'était l'habitude de Lincoln), mais pas de gymnastique.

Autre constatation moins évidente : l'exercice, dès le réveil, n'a pas non plus d'effet bénéfique sur le sommeil, car il sera dissipé le soir venu. Il vaut mieux en faire le matin que pas du tout, mais c'est l'exercice de l'après-midi ou du début de la soirée qui favorisera plus facilement un sommeil profond ; à votre retour du bureau, et juste avant de manger.

Outre les effets directs de la fatigue physique, un exercice régulier en apporte d'autres. Nous venons d'indiquer que ce que vous faites de vos journées a plus d'influence sur la qualité de votre sommeil que tout ce que vous pourrez faire durant la demi-heure qui précède le coucher. Dans la modification de vos habitudes quotidiennes, l'exercice est un élément fondamental pour maintenir votre corps et votre esprit en forme et vous procurer un sommeil globalement efficace, tout comme le programme de réduction de sommeil vous permet une vie plus active et plus productive.

Préservez votre estomac : ne vous couchez pas en ayant faim et n'abusez pas de la caféine

Le conseil de ne pas se coucher le ventre vide revêt une importance particulière de nos jours, où chacun semble suivre un régime alimentaire quelconque, souvent presque une diète. Ce n'est pas seulement que vous vous réveillerez sans doute vers 2 heures du matin pour piller votre réfrigérateur, interrompant ainsi votre sommeil, mais il existe réellement une relation entre la qualité du sommeil et le fait d'avoir l'estomac satisfait, et certaines études ont montré que les gens qui perdent du poids se plaignent fréquemment de mal dormir.

Personne ne vous demande d'interrompre votre régime, mais ménagez-vous simplement la possibilité d'un *léger* en-cas en fin de journée si vous en éprouvez le besoin, sans jamais contraindre votre estomac à digérer un repas copieux juste au moment du coucher. Ainsi, vous n'aurez pas faim au milieu de la nuit, ce qui risquerait de vous agiter et d'occasionner un réveil pénible le matin suivant.

Quel genre d'en-cas ? Eh bien, vous pouvez faire d'une pierre deux coups. Si vous mangez ou buvez quelque chose, non seulement vous tromperez votre faim, mais cela vous aidera peut-être également à vous endormir plus vite. Il est prouvé que le corps transforme un acide aminé, le L-tryptophan, en sérotonine, drogue sécrétée dans le cerveau et qui a la propriété de provoquer le sommeil. On expérimente actuellement l'efficacité du L-tryptophan comme somnifère, mais on sait déjà que chez les gens qui dorment normalement une quantité de cette drogue équivalente à celle contenue dans un bon repas (cet acide aminé est présent dans les aliments les plus courants) permet de s'endormir deux fois plus vite. Les aliments riches en protéines contiennent beaucoup de L-tryptophan : lait, fromage, viande, volailles, œufs, poisson et fruits de mer. *Un en-cas riche en protéines aide à s'endormir*. Vous pouvez, par exemple, picorer le reste de viande ou de poulet, mais vous en aurez probablement mangé assez au dîner. Fromage ou crackers sont une bonne idée, ou bien une barre d'Ovomaltine, ou encore du Viandox. Le verre de lait chaud, comme l'affirment les mères, apporte lui aussi le sommeil. (Si les calories ne vous font pas peur, lait et glace passés au mixeur, efficace et appétissant mélange, sont également riches en protéines. Cela dit, les boissons fraîches sont pour beaucoup d'entre nous synonymes de remontant plutôt que de somnifères.) Si, bien que vous n'en aimiez pas le goût, vous admettez que le lait vous aide à vous endormir, pourquoi ne pas le parfumer d'un peu de cannelle, de vanille, de muscade, de réglisse ou de gingembre ?

Vous pouvez également vous procurer le L-tryptophan sous forme de comprimés dans les magasins diététiques (bien qu'il n'ait pas encore reçu l'approbation, en tant que médicament, de l'organisme gouvernemental américain chargé de l'alimentation et des produits pharmaceutiques * ; il est toléré comme additif dans la nourriture).

* *Food and Drug Administration.*

Comme c'est un produit naturel, les médecins ne voient aucune contre-indication à le prescrire pour le traitement de l'insomnie. Le Dr Hauri, de Dartmouth, rapporte que certains patients s'en portent mieux, mais que les résultats sont dans l'ensemble plutôt mitigés, et jusqu'à présent non concluants.

En ce qui concerne le café, le thé et les boissons à base de cola, il faut les éviter au maximum. Oui, c'est exact, la caféine empêche de dormir. Elle trouble le sommeil de tous, et même de ceux qui prétendent le contraire. A des degrés variables suivant les individus, bien sûr, et une petite tasse de café après le dîner ne fera pas trop de mal à la plupart d'entre nous. Mais il faut éviter d'en reprendre une seconde. L'excès de caféine, même dans la journée, nuit au sommeil. C'est également vrai pour les boissons au cola et le thé, qui contiennent aussi des excitants. Exception faite de la camomille (extraite d'une herbe plutôt que de feuilles comme le thé) qui favoriserait plutôt le sommeil. Néanmoins, la camomille a un goût particulier, et s'il ne vous convient pas, une goutte de miel aidera peut-être à le rendre plus agréable.

Les faux amis : ne dépendez ni des somnifères ni de l'alcool

Qu'ils soient prescrits par un médecin ou vendus directement, les somnifères peuvent aider à passer une période difficile, comme un décès familial, par exemple (quoique des tranquillisants soient préférables aux barbituriques, puisqu'ils affectent moins le système nerveux central). Il n'y a pas non plus de mal à boire un verre d'alcool léger avant de se coucher : une bière, un verre de vin rouge ou blanc, xérès ou porto. Mais la dépendance à des drogues ou à l'alcool pour s'endormir a non seulement des effets nocifs sur le corps, mais se révèle également inefficace au bout d'une quinzaine de jours, à moins que vous n'augmentiez continuellement les doses.

Aux États-Unis, on vend chaque année pour plus de

400 millions de francs de somnifères, sous prescription médicale. (Il faut ajouter à cela tous les médicaments, tranquillisants, antidépressifs et alcools, non prescrits, ingurgités pour faciliter le sommeil. Le chiffre devient alors exorbitant.) On estime qu'environ le tiers des Américains de plus de dix-huit ans sont persuadés d'avoir eu des troubles du sommeil, qu'environ 8 millions et demi d'Américains se sont fait prescrire des somnifères au moins une fois en 1977, qu'un quart d'entre eux ont pris ces médicaments tous les soirs pendant deux mois ou plus, et enfin qu'environ deux à trois milliards de doses sont absorbées chaque année. Pourtant l'accoutumance à ces drogues est rapide et les annales des médecins et laboratoires débordent de cas où le patient est ainsi arrivé à dépendre de doses massives. La clinique qui traite les troubles du sommeil à Stanford rapporte le cas d'une femme de cinquante ans qui avait commencé à prendre des somnifères à cause d'une hernie discale qui l'empêchait de dormir. Dix ans plus tard, elle absorbait 2 400 mg de méprobamate, deux granulés de phénobarbital, 100 mg de désipramine et plus de 2 000 mg d'amythale de sodium. Ses insomnies ne faisant qu'empirer, elle couronnait tout cela d'un ou deux doigts de bourbon. Il lui fallut dix-huit mois pour se désintoxiquer des somnifères et de l'alcool.

C'est la première étape du traitement des insomniaques intoxiqués aux somnifères, car le sommeil ne peut revenir que s'ils passent progressivement des drogues à un autre type de remède. Ces drogues suppriment le sommeil en P.M.O. et également, à un degré moindre, le sommeil delta, ne permettant qu'un sommeil léger et plus agité. Mais la désintoxication doit être progressive car, en cas d'arrêt brutal, les années de privation de P.M.O. engendrent un effet « rebound » massif accompagné de cauchemars terribles (c'est pourquoi beaucoup de ceux qui suppriment brusquement les barbituriques sont si terrifiés qu'ils recommencent aussitôt). L'alcool a le même effet. Outre la dégradation du sommeil, les somnifères et l'alcool peuvent susciter des gueules de bois, étourdissements, migraines ou dépressions dans la journée.

Ne prenez pas non plus d'excitants pour rester éveillé. C'est un autre cercle vicieux, car il vous faudra des doses de plus en plus fortes pour combattre une fatigue croissante. La pire calamité, c'est, bien sûr, de dépendre d'une certaine drogue pour dormir, et d'une autre pour se stimuler. Inutile de dire qu'il s'agit là d'un calvaire qui n'a rien à voir avec notre programme, lequel préconise une durée de sommeil écourtée, sans excitant, et un sommeil plus profond, sans somnifères. Il s'agit d'un processus naturel dont vous avez personnellement le contrôle, afin de dormir moins et mieux et de vous sentir en forme le jour suivant, sans faire usage de moyens artificiels.

Le meilleur lit : celui dans lequel vous vous sentez bien

Bien que cela paraisse évident, rappelons qu'un lit confortable est un élément essentiel pour bien dormir. Il n'y a pas de règle déterminée quant à la dureté ou à la mollesse du matelas, le type de sommier, les oreillers ou la taille du lit, car aucune variante n'a montré d'avantage irréfutable au cours des tests effectués sur les supports les plus variés de notre sommeil nocturne. Si votre dos vous fait souffrir, et qu'il vous faut une couche dure, c'est une chose, car, pour ce qui est du sommeil, c'est à vous de choisir. D'ailleurs, il en est de même pour la position : il est faux d'affirmer que tout le monde dort mieux sur le dos ou sur le côté, ou étendu de tout son long ou encore en chien de fusil. Après les P.M.O., vous changerez de position toute la nuit, de toute façon, même si vous n'en avez pas le souvenir au réveil.

Mais si vous *ne vous sentez pas bien* dans votre lit ou si vous pensez que vos problèmes de sommeil sont dus à votre matelas, changez-en. Essayez-en d'autres jusqu'à ce que vous trouviez quelque chose qui vous convienne. Le changement n'amènera peut-être qu'un apaisement d'ordre psychologique, mais pourquoi s'en priver, si c'est efficace ? Ceux qui dorment mal se conditionnent souvent à ne pouvoir se détendre dans leur propre lit, à tel point qu'en changer les y aide parfois de façon spectaculaire. (Ils dorment souvent mieux au laboratoire, dans une chambre d'hôtel ou sur le canapé de leur propre salon, partout où le conditionnement n'a pas d'effet.) Quelle meilleure dépense que l'achat d'un lit neuf, si celui-ci améliore votre sommeil pour le restant de vos jours ?

Ce qui est vrai pour votre lit l'est aussi pour votre environnement général. Faites ce qu'il vous plaira, du moment que cela vous est agréable, vous met à l'aise et vous détend, bref, vous dispose favorablement à la venue du sommeil. Ne sous-estimez pas l'influence de détails apparemment dérisoires. Si vous préférez un papier mural bleu, parce que vous en trouvez la couleur apaisante, parfait. Si le motif de vos draps est trop « criard », changez-les. Si, au contraire, vous estimez qu'ils égaient le lit et le rendent plus attirant, alors c'est très bien. Certains dorment mieux dans des draps propres, comme Churchill, par exemple, qui aimait à dormir dans une chambre à deux lits, pour passer de l'un à l'autre en pleine nuit, et retrouver un lit frais. Certaines personnes ne peuvent se passer d'oreiller, alors que d'autres découvrent que le supprimer détend les muscles de leur cou et améliore leur confort. Faut-il mettre un pyjama ou vaut-il mieux dormir nu ? Mon conseil reste le même : faites ce qu'il vous plaira. Et si vous pensez que changer vos habitudes pourrait vous aider à mieux dormir, alors n'hésitez pas.

Une atmosphère fraîche : s'il fait trop chaud vous dormirez moins bien

Benjamin Franklin, vous le saviez peut-être, était fermement convaincu que l'air frais favorise le sommeil. Il dormait les fenêtres ouvertes tout l'hiver, et conseillait aux insomniaques de se lever et, « déshabillé, de faire les cent pas dans leur chambre », afin de se rafraîchir l'épiderme. Lui-même avait pour habitude de s'asseoir le matin devant une fenêtre, tout nu, avec un livre, pour prendre ce qu'il appelait son « bain tonique ». Beaucoup donnent encore raison à Franklin et pensent qu'une chambre froide procure un sommeil sain et profond. Néanmoins, cette thèse ne s'appuie sur aucune preuve. S'il fait vraiment trop glacial, vous vous réveillerez probablement pour aller chercher une couverture supplémentaire. D'autre part, si votre tête reste exposée au froid, cela n'améliorera guère la qualité de votre sommeil pendant le reste de la nuit.

Toutefois, il *est* établi qu'une chambre *trop chaude* nuit au sommeil. Les gens ont alors tendance à se réveiller plus fréquemment, à se retourner plus souvent dans leur lit, et la quantité de sommeil profond diminue. Donc, bien qu'il n'existe pas de température ambiante idéale, il vaut mieux ne pas dépasser 20 °C, ce qui est bien assez de toute façon, et correspond aux réglementations actuelles d'économie d'énergie ou les dépasse.

Pour ce qui est des chaleurs d'été, l'air conditionné ou le ventilateur s'impose dans les régions où celles-ci sont importantes. Vous ne dormirez pas bien si vous nagez dans la sueur. Nous connaissons tous des gens qui se plaignent que le bruit du plus silencieux des climatiseurs, du ventilateur le plus insignifiant les empêche de dormir. Mais, en se donnant un peu de mal, on finit tout de même par s'habituer. En fait, certaines études montrent même qu'un bruit régulier est parfois favorable au sommeil, en particulier s'il a le pouvoir d'occulter les autres bruits intermittents. De toute manière, une chambre chaude ne favorise pas une bonne nuit de sommeil.

Pour un sommeil plus profond : écartez le bruit et la lumière

Si le ronronnement régulier du climatiseur ou du ventilateur ne dérange pas *votre* sommeil, ce n'est certainement pas le cas des sirènes, camions, avions au décollage et autres fracas. Même si, sous prétexte d'avoir vécu durant des années près d'un aéroport ou d'une route à grande circulation, vous pensez que le bruit ne vous dérange plus, vous avez tort : le bruit trouble votre sommeil, même s'il ne vous réveille pas carrément.

Ce qui ne veut pas dire que tout le monde présente le même degré de tolérance aux bruits de circulation et autres trouble-fête. Certains paraissent pouvoir supporter n'importe quel bruit et dormir quand même. D'autres sont particulièrement sensibles aux sons. Les personnes âgées, dont le sommeil est de toute façon plus léger, sont particulièrement sensibles au bruit, et les femmes semblent l'être également plus que les hommes. Il est aussi vrai qu'une mère pourra dormir à poings fermés pendant un orage, et se réveiller au premier sanglot de son enfant couché dans la pièce voisine. Lorsque la sirène de police retentit près de votre maison, la phase de sommeil que vous traversez revêt également beaucoup d'importance : vous serez plus facilement réveillé au stade 2 qu'au stade 4, et, si vous rêvez, ce bruit perçant s'y intégrera peut-être, pour vous épargner un réveil.

Quelle que soit la tolérance particulière de l'individu, les tests démontrent que le bruit nous arrache au sommeil profond ou au sommeil en P.M.O., pour nous plonger au stade 1, avec un changement probable de position. Le stade 1, rappelez-vous, est une sorte de somnolence, à mi-chemin entre le sommeil et l'éveil. Bien qu'au réveil vous n'ayez pas conscience des bruits qui vous ont dérangé au cours de la nuit, et croyez avoir bien dormi, vous vous sentirez toutefois moins dispos car votre sommeil a, en fait, été troublé.

Ces informations proviennent pour une large part d'une étude, datant du début des années 70 et menée à Los Angeles, qui compare les schémas de sommeil d'habitants plus ou moins voisins de l'aéroport international. Quoique ceux qui résidaient à proximité des avions à réaction aient vécu là depuis au moins six ans, ils présentaient en moyenne quarante-cinq minutes de moins de « sommeil utile » (c'est-à-dire les stades 2, 3, 4 et P.M.O.) que les habitants des quartiers plus tranquilles.

Conclusion : si vous habitez un quartier bruyant et ne pouvez éliminer les bruits extérieurs, essayez les boules Quiès. Si elles vous gênent, vous serez tout de même plus tranquille avec un léger bruit mécanique et régulier, qui couvre les bruits intermittents, ce fameux climatiseur, par exemple. Ou encore cette fameuse *white noise machine* (littéralement : machine à bruit blanc) que l'on peut se procurer dans certains magasins spécialisés et qui produit un ronronnement soutenu capable de couvrir la plupart des bruits extérieurs. D'autres appareils imitent aussi le bruit de la pluie ou des vagues.

Ce qui est vrai pour le bruit l'est aussi pour la lumière : votre chambre devrait être sombre, et si volets, stores, voilages ou doubles rideaux ne suffisent pas, protégez vos yeux.

Art Buchwald et Bess Myerson, deux célébrités souvent en tournée de conférences, emportent systématiquement des loups noirs, au cas où les rideaux de leurs chambres d'hôtel ne seraient pas tout à fait jointifs.

Pour vous endormir plus vite : fermez les volets le soir

Il est un impératif qui devrait sembler évident à toute personne avide de sommeil rapide et profond, et qui se trouve pourtant bien souvent enfreint : se coucher l'esprit serein, en évitant toute activité susceptible de déclencher l'anxiété ou l'excitation.

Avant même d'éteindre la lumière du salon et de se diriger vers la chambre à coucher, vous devez avoir banni de votre esprit les événements du jour. Si, après le dîner et une petite heure de détente, vous sortez votre mallette pour vous plonger dans vos affaires professionnelles ou vos factures, cela peut très bien vous fatiguer, vous alourdir les paupières. Mais il y a plus de chances pour que cela vous gonfle à bloc, et, même si vous arrivez à vous endormir, il n'est pas impossible que vous vous réveilliez une heure plus tard sans plus parvenir à retrouver le sommeil, les préoccupations professionnelles ou financières ne cessant de remonter à la surface. Une femme de quarante ans, professeur, suivit un traitement dans une clinique de sommeil parce qu'elle prétendait souffrir d'insomnies depuis vingt ans. Les médecins découvrirent qu'en fait elle remettait systématiquement à plus tard la préparation des cours du lendemain, et ne s'attelait donc au travail que tard dans la nuit. Dès qu'elle résolut de se débarrasser de sa besogne plus tôt dans la soirée, ses problèmes de sommeil disparurent complètement.

Durant l'heure qui précède le coucher, regardez plutôt la télévision, ou bien lisez, jouez aux cartes, discutez, choisissez une activité calme et reposante, plutôt que de faire le ménage et de travailler jusqu'au moment du coucher. Bien sûr, c'est parfois difficile, voire impossible, mais, si vous ne ralentissez pas le rythme, au moins pour la plupart de vos soirées, vous en paierez le prix.

Autre point important : vous connaissez peut-être autour de vous des couples qui se font un devoir d'éviter toute polémique lorsqu'ils discutent entre eux le soir, et c'est très judicieux. Ils bannissent systématiquement toute conversation portant sur les dépenses, les visites familiales ou tout autre point sensible ou épineux qui risquerait soit de dégénérer en dispute, soit de bouleverser l'un ou l'autre, ou même les deux interlocuteurs. Nous sommes tous plus susceptibles le soir, et moins en mesure d'affronter les problèmes, alors pourquoi ne pas les reporter au lendemain ou au week-end suivant ? Ils nous paraîtront alors moins insurmontables et n'interféreront pas avec la quiétude qui devrait régner à l'heure du coucher. Comme notre humeur est plutôt difficile, ombrageuse et que nous cherchons facilement querelle lorsque nous sommes fatigués, les disputes interviennent en effet plus fréquemment en fin de journée. Or elles sont loin de favoriser le sommeil, comme aussi la sérénité de votre vie sexuelle.

Si vous ne trouvez pas le sommeil : levez-vous

Le sommeil est l'un des domaines où la ténacité n'est d'aucun secours. Il nous arrive à tous de rester étendus, la nuit, les yeux grands ouverts, à fixer le plafond. Nous nous levons, buvons un ou deux verres de lait chaud, sans succès. La pire des solutions, dans ces cas-là, consiste à rester couché et à se battre pour trouver le sommeil, plus énervé de minute en minute. Invariablement, la tension monte. Si vous ne pouvez rester simplement allongé ainsi et vous détendre (ce dont très peu d'individus sont capables lorsque le sommeil leur échappe), alors levez-vous, choisissez une activité calme : lisez, occupez-vous d'une façon ou d'une autre, écrivez une lettre à un ami, regardez un vieux film à la télévision. En attendant de vous sentir de nouveau fatigué. De cette façon, vous retrouverez plus vite le sommeil et éviterez beaucoup de contrariétés.

Un psychologue du nom de Richard Bootzin développa d'ailleurs, pour traiter l'insomnie, une technique fondée sur ce principe, et également, encore et toujours, sur le conditionnement. Si, dix minutes après l'extinction des feux, vous n'êtes pas encore endormi, levez-vous, sortez de votre chambre et occupez-vous jusqu'à ce que la fatigue se fasse sentir. Alors, recouchez-vous. Si dix minutes après vous ne dormez toujours pas, répétez la même opération. Réservez votre chambre au sommeil ou aux relations sexuelles, à l'exclusion de toute autre activité, y compris la lecture ou la télévision. Quel que soit votre état de fatigue, levez-vous à l'heure habituelle le lendemain, et ne faites pas de sieste dans la journée.

Peut-être ne dormirez-vous pas du tout la première nuit. La suivante, vous vous écroulerez sans doute vers 2 ou 3 heures du matin, quelle que soit la gravité de votre insomnie. Au bout de deux ou trois semaines, le conditionnement opérant progressivement, vous devriez aller très bien. Plus de la moitié des sujets ayant employé cette méthode l'ont trouvée efficace : au bout de quatre semaines, ils s'endorment en un quart d'heure, au lieu d'une heure, une heure et demie.

Si vous dormez toujours aussi mal : consultez un spécialiste

Certaines des raisons de vos insomnies ne peuvent être combattues à l'aide d'une simple routine ou de quelques exercices. Elles sont parfois physiques. Lorsqu'on vieillit, on a quelquefois des problèmes articulaires ou musculaires, qui rendent toute position inconfortable. Un médecin peut alors vous prescrire un traitement efficace, et peut-être tout simplement de l'aspirine. Un autre petit problème affecte également beaucoup de gens, la contraction musculaire clonique, qui provoque des crispations nerveuses dans les jambes parfois toutes les demi-minutes. Un simple décontractant musculaire peut parfois suffire. Certains encore sont atteints d'arrêts respiratoires pendant le sommeil ce qui ne peut être guéri que par la chirurgie de la gorge. Les affections de la thyroïde, du rein, du cœur et autres organes peuvent entraîner des troubles du sommeil, et les médicaments traitant l'asthme ou les troubles cardiaques le dégradent parfois.

Il y a enfin l'insomnie dont les causes physiques éventuelles ne sont pas discernables. L'ennemi, c'est l'esprit. Le sommeil ne vient pas, ou alors par à-coups, médiocre, et nous nous sentons harassés, nerveux et inefficaces en permanence. Les enquêtes des médecins indiquent que près de 15 % de la population adulte américaine se plaint d'insomnies régulières, et plus souvent les femmes que les hommes. *Certains experts estiment que près de trente millions d'Américains ont effectivement des problèmes de sommeil.*

L'insomnie peut prendre diverses formes. Certains se plaignent de mettre trop longtemps à s'endormir : une demi-heure, une heure, voire plus. D'autres assurent qu'ils se réveillent vers 4 heures et demie du matin, sans plus pouvoir retrouver le sommeil. D'autres encore prétendent que leur sommeil est trop léger. Ils se réveillent par intermittence, et ne se rendorment qu'après un temps qui leur paraît interminable. Ces différentes formes peuvent également se combiner.

Il est parfois bon de se rendre compte que le « mal » dont on souffre n'a rien que de très normal. Le sommeil des personnes âgées, par exemple, composé essentiellement des stades 1 et 2, c'est-à-dire un sommeil léger, entraîne des réveils plus fréquents. Il est donc d'un grand secours d'expliquer à ces personnes-là que ce schéma de sommeil, si différent de celui de leurs vertes années, n'est pas dû à un trouble quelconque ou à une maladie, mais à une modification, parfaitement normale, opérée par l'âge. Cela dissipera au moins une partie des soucis que leur cause l'insomnie.

Une partie des gens matinaux ne se compose peut-être simplement que d'individus qui ont besoin de moins de sommeil, et qui s'obstinent à rester plus longtemps au lit par simple conformisme à une norme supposée. Dans chaque clinique du sommeil, on rencontre des patients qui ne sont pas là parce qu'ils se sentent fatigués — ils se trouvent au mieux de leur forme avec cinq heures de sommeil — mais parce que leur conjoint, qui accomplit pour sa part les huit heures réglementaires, est convaincu qu'un individu qui ne dort que cinq heures est un insomniaque, et le rabâche jusqu'à ce que l'autre finisse par s'inquiéter. Si vous dormez six heures ou moins, mais que vous savez qu'il ne vous en faut pas plus pour être frais et dispos le lendemain, ne vous inquiétez pas. Sautez du lit et cessez vos vaines tentatives pour prolonger votre temps de sommeil. Vous allez très bien. Vous avez même de la chance.

Quant aux gens qui se croient insomniaques, ceux qui jurent leurs grands dieux qu'ils ne dorment pas assez et se sentent très mal dans la journée, il est intéressant de noter que la plupart ne souffrent absolument pas d'insomnie. Les spécialistes du sommeil estiment que *la moitié* des gens qui viennent en consultation n'ont en réalité aucun problème de sommeil.

Voyez plutôt : à la clinique rattachée à l'université de Chicago, un groupe de dormeurs évalua en moyenne à cinquante-neuf minutes le temps qu'il leur fallait pour s'endormir. La moyenne réelle s'avéra de quinze minutes. Un homme de soixante et un ans se présenta dans une clinique californienne en jurant qu'il ne dormait en moyenne que quatre heures par nuit. Il passa quatre nuits à la clinique, et accomplit une moyenne réelle de huit heures neuf minutes par nuit. La clinique des troubles du sommeil de Stanford eut à traiter un patient qui prétendait que ses insomnies avaient atteint un degré tel (moins de cinq heures par nuit d'après lui et encore) qu'il n'arrivait plus à travailler et se voyait obligé de prendre une retraite anticipée. Un traitement psychiatrique et des tonnes de comprimés ne lui avaient été d'aucun secours. Son « problème » de sommeil était devenu une véritable obsession. Lors des deux nuits qu'il passa à la clinique, il dormit néanmoins sept heures treize minutes en moyenne, d'un sommeil normal. Les membres du personnel discutèrent alors avec le patient, lui montrèrent ses chartes polygraphiques, et ce dernier était encore assez raisonnable pour se rendre compte qu'il allait en fait très bien, et que son obsession n'avait pas lieu d'être. Il laissa de côté pilules et dépression et écrivit ultérieurement à la clinique qu'il se sentait renaître.

Puisque, d'après les médecins, la moitié des gens qui viennent en consultation dorment en fait très bien, il faut donc conclure que beaucoup d'individus prétextent l'insomnie pour justifier leur absence de succès, ou pour d'autres raisons complexes d'ordre psychologique. Espérons que ce livre, établissant le principe que dormir moins est positif et sain, incitera au moins une partie de ces gens à considérer leur « insomnie » d'un autre œil et à s'interroger sur ce qui se passe réellement dans leur existence. S'ils dorment « seulement » six heures, peut-être comprendront-ils qu'il ne leur en faut pas plus, et, oubliant cette obsession du sommeil, ils découvriront la véritable nature de leur problème. Et, tout d'abord, ils se rendront peut-être compte que l'anxiété et l'acharnement qu'ils mettent à vouloir dormir est la cause de leur fatigue du lendemain, et non pas le fait de dormir moins que ces huit heures idéales.

Le Dr Ray Meddis, expert britannique du sommeil, a essayé d'expliquer ceci à ses patients insomniaques, et en a également rendu compte à la presse, ce qui lui a attiré bien des inimitiés. Il reçut un jour une note particulièrement courroucée : « On devrait bien vous attraper, vous attacher, et vous EMPÊCHER DE DORMIR PENDANT UNE SEMAINE. On verra après comment vous vous sentez. Ah, vous êtes psychologue ! Eh bien, pour moi, vous êtes complètement timbré. Une menace pour la société. »

Le Dr Meddis ne nie pas qu'il existe des millions de vrais

insomniaques, dont le sommeil est perturbé et plus limité qu'ils ne le souhaiteraient, tout cela étant fort douloureux. Même les pseudo-insomniaques souffrent suffisamment, quelle que soit la véritable cause de leur malaise, pour rechercher le secours de professionnels. Il faut venir en aide à ceux qui souffrent, c'est la raison de la prolifération des cliniques du sommeil, ces dernières années. La thérapie du sommeil est un domaine très particulier, et la plupart des généralistes et des internes en savent trop peu à ce sujet et sont trop prompts à prescrire des somnifères pour soulager facilement et rapidement un patient qui souffre, sans prendre en compte les conséquences à long terme.

Plus nous en apprenons sur les troubles du sommeil, plus nous nous apercevons qu'ils sont extrêmement complexes et ne peuvent être résolus avec des solutions rapides et universelles. Nous pouvons pourtant affirmer *que nous n'avons pas forcément besoin de huit heures pour être reposé. Qu'il ne faut pas s'inquiéter de ne dormir que six heures ou moins tout en se sentant parfaitement bien. Qu'il est également inutile de s'inquiéter si, s'étant couché sans avoir sommeil, on n'arrive pas à s'endormir, ou si l'on se réveille tôt en se sentant prêt à attaquer la journée, sans pourtant avoir passé le temps réglementaire au lit ; cette insomnie occasionnelle, et même assez fréquente, ne doit causer aucun souci. Que très peu de gens, quelle que soit la qualité de la nuit, se réveillent frais comme une rose. Que le simple fait de vous allonger et de vous détendre est également reposant, et peut vous aider à vous endormir plus vite, plutôt que de pester, de vous débattre et de vous inquiéter de votre état général pour le lendemain, ce qui ne fait qu'aggraver votre problème et vous empoisonner l'existence. Que l'on peut être tendu tout en étant profondément endormi, si l'on en juge par les grincements de dents, sans parler des cauchemars. Que le manque de sommeil a peu de chances de vous nuire. Que le sommeil en soi n'est pas forcément la réponse à tous les problèmes. Que l'on ne peut rendre le sommeil responsable de tous les maux. Que la dépression, l'irritabilité et la fatigue peuvent être dues à des problèmes d'ordre physique, tels que l'anémie ou les troubles de la thyroïde, ou encore l'ennui, les soucis professionnels ou une vie amoureuse déplorable.*

Bref, que certains insomniaques ne le sont pas le moins du monde, mais qu'ils doivent apprendre tout simplement qu'ils dorment aussi bien que n'importe qui, et prétextent un manque de sommeil fictif pour expliquer des problèmes tout à fait autres. Que certains insomniaques peuvent être convertis en petits dormeurs satisfaits, par un simple changement d'attitude : il leur faut se rendre compte que six heures de sommeil suffisent, que dormir moins de huit heures ne doit pas les inquiéter, que six heures sont bien assez efficaces et reposantes et qu'ils peuvent tourner à leur avantage les heures ainsi gagnées. Que certains insomniaques dormant moins de six heures, d'un sommeil agité, peuvent tirer un grand profit des quelques rites élémentaires indiqués dans ce chapitre, tandis que d'autres nécessiteront une aide plus approfondie, qu'il s'agisse de consultation psychologique, d'hypnotisme, de « biofeedback » ou toute autre thérapeutique. Ils ont besoin d'un appui et doivent l'obtenir.

VI. COMMENT REMETTRE A L'HEURE NOS HORLOGES BIOLOGIQUES

Nous avons exploré les laboratoires des chercheurs du sommeil et observé les hommes de science tandis qu'ils tentaient de cerner la nature du sommeil et ses fonctions. Nous les avons vus priver des sujets de sommeil en P.M.O., de sommeil profond et de sommeil tout court. Nous avons examiné des moyens de rendre le sommeil plus efficace et plus reposant, quelle que soit sa durée. Et la réduction du sommeil, alors ? Que nous faut-il pour nous convaincre que la tentative en vaut la peine ? Après tout, nous devons être absolument sûrs de ne pas nous lancer dans une aventure qui risque de bouleverser nos besoins et nos rythmes naturels. Les programmes de réduction de sommeil, contredisant apparemment ces besoins, ont-ils jamais été suivis en laboratoire, dans un environnement contrôlé ?

Les rythmes circadiens : ils ne déterminent pas notre temps de sommeil

Nous avons presque tous lu quelque part quelque chose sur les rythmes circadiens (du latin *circa* : autour, et *dies* : jour), rythmes internes à presque tous les organismes vivants qui sont en phase avec le cycle des vingt-quatre heures. Les plantes abaissent leurs feuilles au crépuscule, les poissons cessent de nager, les palourdes se reposent calmement et tous les insectes, reptiles, oiseaux et mammifères dorment. Certaines créatures, bien sûr, restent figées dans la journée : les chouettes, les chauves-souris, les souris, les araignées, les putois, les cafards, et bien d'autres encore. Les durées de sommeil ou de repos varient largement. Les vaches et les moutons ne dorment que deux ou trois heures par jour, tandis que les chats dorment quatorze heures et le paresseux, à la hauteur de sa réputation, quelque vingt heures sur vingt-quatre. Si l'on considère le caractère inexorable des lois de la nature, beaucoup en voient une dans ce besoin de l'homme de dormir sept ou huit heures au cours du cycle diurne. Après tout, c'est une pratique presque universelle, ce qui tendrait à prouver son caractère « naturel ». Si nous dormons huit heures, la Nature nous récompense en nous donnant un corps reposé et un esprit frais ; dans le cas contraire, elle nous punit de notre désobéissance.

Il semble en effet que la nature exige de nous que nous passions une partie du cycle de vingt-quatre heures à dormir, ce qui explique qu'on n'ait encore jamais découvert d'individu capable de s'en passer de façon crédible. Comme nous l'avons vu, nos corps passent par diverses phases, à un rythme de vingt-quatre heures. Les taux de sucre décroissent et augmentent, par exemple, si bien qu'il existe un instant idéal pour injecter de l'insuline aux diabétiques. Nous réagissons différemment à l'alcool et même à l'aspirine suivant l'heure. Certains chirurgiens pensent que nous sommes plus aptes à supporter le choc opératoire à certains moments précis de la journée, et le Dr Franz Halberg, de l'université du Minnesota, pionnier dans ce domaine, pense que nous devons pouvoir déterminer l'heure du jour où la chimiothérapie et l'irradiation seraient le plus efficaces.

Pourtant tout ceci ne signifie pas forcément que nous sommes programmés pour dormir huit heures ou toute autre durée déterminée. Mais qu'il nous est possible d'avoir notre propre horaire de sommeil, régulier, et de profiter ainsi du renfort de la Nature pour obtenir un sommeil plus satisfaisant.

Le simple fait que les gens qui dorment quatre, cinq ou six heures se portent aussi bien que ceux qui en dorment huit devrait suffire à dissiper toute crainte. En outre, les rythmes circadiens ne sont pas non plus sacro-saints, ou tout au moins pas chez l'homme. L'homme est plus adaptable que le singe paresseux. Nous avons tous vécu le décalage horaire. Pour un vol de New York à San Francisco, par exemple, à 22 heures, heure new-yorkaise, nous avons sommeil, mais c'est à peine l'heure du dîner là où nous sommes, nous dînons donc avec tout le monde et nous couchons épuisés. Ensuite, nous nous réveillons comme d'habitude à 7 h 30, heure new-yorkaise, et gémissons en voyant notre réveil de voyage indiquer 4 h 30, heure locale. Il nous est tout à fait impossible de nous rendormir. Nos horloges internes sont basées sur l'heure de New York.

Mais les effets du décalage horaire ne durent pas. Nos horloges internes finissent par s'aligner sur celles qui se trouvent aux murs. Certains se réadaptent plus rapidement que les autres, mais au bout de deux à cinq jours nous sommes généralement de nouveau à l'aise. Au bout de deux à trois semaines, la courbe thermique du corps se corrige, ainsi qu'éventuellement les rythmes cardiaque et respiratoire, la pression et la composition sanguines, la production hormonale et toutes les autres fonctions soumises au rythme circadien. Le corps s'adapte au changement. *Si vous diminuez votre temps de sommeil, votre corps s'adaptera également à ces modifications*.

Il est intéressant de noter que certains chercheurs, probablement subventionnés par le gouvernement, ont fait voler des abeilles de la Côte Est jusqu'en Californie et découvert qu'elles étaient, elles aussi, affectées par le décalage horaire. Mais elles s'adaptèrent également, au bout de quelques jours, à leur nouvel environnement hollywoodien.

Il est un autre exemple flagrant de la faculté de l'homme à modifier ses rythmes internes pour faire face à des changements d'environnement : les gens qui travaillent la nuit. L'adaptation n'est pas simple, mais il est certain que beaucoup y parviennent. Si vous vous mettez à dormir tous les jours de 9 à 16 heures, jour après jour, vos rythmes internes se conforment progressivement à ce nouvel horaire. Comme l'explique le Pr Frank A. Brown fils, de l'université North-Western, « un phénomène organique réglé comme une horloge peut être détaché de cette horloge sous-jacente ».

Bien sûr, quand l'homme vivait dans les cavernes, il était logique d'aller chasser à l'extérieur pendant le jour, et de se réfugier dans la grotte au crépuscule, à l'abri des animaux et des ennemis. C'est alors, sans nul doute, que les rythmes circadiens de l'humanité se sont établis. Les bougies et les lampes à pétrole ont considérablement modifié les choses, mais restaient néanmoins peu pratiques et coûteuses comparées à l'éclairage électrique. Edison lui-même parlait du sommeil comme d'un « héritage de l'homme des cavernes. A présent que nous bénéficions de l'éclairage électrique, nous pourrons peut-être changer tout cela ». Si vous adoptez la théorie de l'évolution pour expliquer le phénomène du sommeil, vous comprendrez sans doute pourquoi la lumière artificielle nous conduira peut-être un jour à dormir moins.

Les hommes de science ont remis en question le caractère inexorable des rythmes circadiens originels, établis par la lumière et la chaleur cycliques du soleil. Des plantes et des animaux de laboratoire ont été expérimentalement plongés dans un environnement leur fournissant une lumière et une chaleur constantes. Les rythmes circadiens sont étonnamment tenaces, mais certains changements apparaissent néanmoins, à des degrés variables suivant les différentes espèces. Or on s'aperçoit que c'est l'homme qui possède le degré d'adaptabilité le plus important. En 1938, le Dr Nathaniel Kleitman se rendit, avec son associé, dans la caverne de mammouth, dans le Kentucky. Ils vécurent pendant un mois des journées de vingt-huit heures : dix-neuf heures à la lumière artificielle d'un groupe électrogène, et neuf heures dans l'obscurité. Le Dr Kleitman eut du mal à s'adapter, mais au bout d'une semaine son compagnon commençait à avoir sommeil à l'approche de l'extinction des feux, et dormait très bien durant les neuf heures suivantes. Depuis d'autres expériences analogues ont été menées. En 1977, par exemple, subventionné par les hôpitaux de Harvard et de Montefiore, un homme entreprit de se créer une journée artificielle de trente-huit heures : il veillait vingt-deux heures et en dormait seize. Il existe aussi un exemple d'un individu ayant vécu des « journées » de quatre-vingt-dix minutes : une heure de veille suivie d'une demi-heure de sommeil. Le Dr Kleitman en conclut que la thèse selon laquelle quelque force cosmique imposerait le rythme des vingt-quatre heures est sans fondement. Bien au contraire, le rythme semble conditionné par des activités de l'organisme.

Parfaitement. Et si le rythme des vingt-quatre heures n'est pas inéluctable, les heures que nous passons à dormir au cours de ce cycle le sont d'autant moins. Si vous changez d'activité, d'horaire de sommeil, un nouveau rythme ne tardera guère à s'installer. Si vous vous tenez régulièrement à un horaire de sommeil restreint, le conditionnement ainsi établi vous aidera à vous endormir et à vous réveiller facilement aux heures prévues. La Nature adaptera votre cycle biologique pour que vous vous sentiez aussi « bien » tout en dormant moins qu'auparavant.

Les précédentes expériences d'adaptation des horloges internes à une nouvelle périodicité nous intéressent naturellement beaucoup, mais a-t-on déjà abordé la question de façon plus radicale ? A-t-on déjà entrepris des expériences de réduction de sommeil en laboratoire, dans un environnement contrôlé ? Cela a effectivement été fait, et les résultats sont extrêmement révélateurs.

La réduction de sommeil : quelques expériences réelles

Les premières expériences, datant d'avant 1970, furent approximatives, mais nous apportèrent néanmoins quelques éléments importants. Le temps de sommeil des sujets fut réduit de deux heures par nuit pendant une semaine, et les expériences confirmèrent ce que nous savons déjà : le sommeil du stade 4 se révèle très stable, c'est-à-dire que l'on peut supprimer une grande part du sommeil sans pratiquement perdre de sommeil profond, et le sommeil en P.M.O. « avance » dans les cycles nocturnes ; donc, en réduisant le sommeil de deux heures, on ne perd, environ, qu'un quart d'heure de sommeil en P.M.O.

Ensuite, en 1974, le Dr Wilse Webb entreprit une étude plus ambitieuse. Il imposa à seize jeunes gens, dormant habituellement sept heures et demie, un horaire de cinq heures et demie pendant une période de soixante jours. L'un des sujets abandonna avant la fin, mais les quinze autres allèrent jusqu'au bout sans incident. Le Dr Webb rapporta qu'il n'avait pu discerner que deux effets dus à la réduction du temps de sommeil : une légère régression de la « vigilance auditive », mesurée d'après le temps de réponse à des signaux répétés (régression peut-être tout simplement due à la monotonie des tests), et une difficulté accrue des sujets à se lever le matin. Au bout de huit semaines, ces symptômes commençaient à disparaître : la somnolence avait atteint un « degré normal » et ils ne rencontraient aucune difficulté à rester debout jusqu'à l'heure du coucher. Le Dr Webb en conclut qu'une personne contrainte à dormir moins pendant une période donnée n'avait, de toute façon, aucun souci à se faire. Ne pas avoir son compte habituel de sommeil peut la tracasser peut-être un peu, mais « au moins, les résultats de nos recherches peuvent la rassurer quant à la perte de sommeil en elle-même ».

Un an plus tard, un autre laboratoire du sommeil, dans l'Ontario, au Canada, publia un autre rapport, œuvre des Drs Robert Ogilvie et Sidney Segalowitz. Ceux-ci avaient réduit d'environ 20 % le sommeil de quinze sujets, neuf hommes et six femmes âgés de dix-huit à trente et un ans, en les faisant passer de huit heures à six heures et demie pendant trois semaines. Une fois encore, tout le monde se porta à merveille. Certains se plaignirent, au début, de fatigue oculaire, qui disparut pourtant dès la troisième semaine. Les tests de performance n'indiquèrent aucune dégradation des capacités de travail. Tous les quinze se sentirent fatigués et irritables dans un premier temps, mais les médecins notèrent également la disparition de ces symptômes : « Le fait de prolonger l'expérience aurait permis à certains de s'adapter plus complètement aux conditions de sommeil restreint, car les courbes d'humeur de la plupart des sujets montrent une tendance au retour aux conditions initiales, avant privation. »

Ces expériences, malgré leur caractère encourageant, avaient en commun un défaut majeur : elles ne s'intéressaient qu'à des gens dormant sept ou huit heures, et amputaient brutalement leur temps de sommeil. Ce qu'il fallait, c'était un programme de réduction *progressive* du sommeil.

En 1973, le Dr Laverne Johnson et le Dr William L. Macleod, son collègue au Centre naval de recherche sur la santé de San Diego, publièrent les résultats d'expériences menées justement dans cette optique : ils voulaient observer « s'il serait possible à une personne de réduire de façon permanente son temps de sommeil par un processus graduel de réduction de sommeil ».

Ils choisirent trois étudiants de l'université de San Diego, une femme de vingt et un ans et deux hommes, l'un de dix-neuf et l'autre de vingt-huit ans. Au début, ils dormirent sept heures et demie comme d'habitude, pour établir la « base » de départ. Ensuite, ils réduisirent leur sommeil d'une demi-heure tous les quinze jours. Tout se passa très bien jusqu'au palier des six heures, après quoi ils commencèrent à avoir du mal à se lever le matin et se plaignirent de plus en plus fréquemment d'avoir sommeil. Il leur fallait plus de temps pour s'adapter, mais ils n'abandonnèrent pas l'expérience. Ayant atteint le palier des quatre heures et demie, il leur fallait véritablement se tenir éveillés et les résultats des tests indiquaient une nette dégradation. L'un des sujets dormit trois heures et demie de trop, et les sommes de plus d'une heure, l'après-midi, se firent de plus en plus fréquents. Tous trois devinrent irritables et certains symptômes paranoïaques apparurent. Le jeune homme de dix-neuf ans abandonna. Les deux autres atteignirent le palier des quatre heures et s'y maintinrent pendant trois semaines. Après cinq mois, l'expérience était terminée.

Le plus intéressant, c'est que les Drs Johnson et Macleod reprirent contact huit mois plus tard avec les deux sujets qui avaient tenu jusqu'au bout. Combien de temps dormaient-ils à présent, sans contrainte ? La femme déclara qu'elle dormait désormais six heures par nuit, gagnant ainsi une heure et demie de veille. L'homme assura se sentir très bien en dormant cinq heures par nuit, ce qui représentait un gain de temps de deux heures et demie ! (Par la suite, il avoua au Dr Johnson qu'il était passé à cinq heures et demie, six heures, gain tout de même impressionnant.) Tous deux prétendaient avoir appris qu'ils pouvaient se débrouiller en dormant moins, et en étaient enchantés. Les Drs Johnson et Macleod en vinrent à cette conclusion : « Nos résultats indiquent qu'il est possible de réduire son temps habituel de sommeil en employant une méthode progressive mais, lors des réductions, certaines modifications d'humeur, de performances et des paramètres de sommeil peuvent intervenir. »

L'expérience San Diego/Irvine

Le Dr Johnson, intrigué par ces résultats limités à deux sujets, conçut un projet encore plus ambitieux. Cette fois, il travailla en collaboration avec deux collègues du Centre naval de recherche sur la santé de San Diego, et trois autres de l'université de Californie, à Irvine, tous titulaires de titres éminents. Les résultats de cette ambitieuse expérience parurent en 1977, dans la revue *Psychophysiology*, sous forme de deux articles.

Ils choisirent, pour cette expérience, un échantillon plus large : quatre couples, tous étudiants bacheliers ou non, dont les âges variaient entre vingt et un ans et vingt-huit ans. Six des huit sujets dormaient habituellement huit heures, l'un des couples se contentait généralement de six heures et demie. Ici encore, chacun commença par respecter son rythme habituel, pour les tests de base, puis réduisit le temps de sommeil d'une demi-heure tous les quinze jours. Arrivés au palier des six heures et demie on leur laissait néanmoins trois semaines pour s'adapter avant une nouvelle réduction. S'ils parvenaient au stade de cinq heures, ils avaient encore droit à un mois d'adaptation avant de poursuivre. L'expérience devait durer de quatre à six mois, suivant le palier atteint par chacun. Il était entendu que dès qu'un sujet se sentait incapable de continuer sa participation à l'expérience s'arrêterait là.

Ils dormaient chez eux, comme d'habitude, sans contrôle extérieur. Ils tenaient un *journal*, où ils notaient leur temps de sommeil total (T.S.T.), sommeil nocturne et sommes diurnes, ainsi que leurs humeurs et leur état général de la journée. Ils étaient censés mener une vie normale. Il avait été décidé qu'ils se coucheraient de plus en plus tard, et se réveilleraient à la même heure.

Quoique maîtres de leur régime de sommeil et de leur *journal*, les sujets faisaient quand même l'objet d'un contrôle technique permanent. Le sommeil de chacun des huit sujets était enregistré par un appareillage électrique, trois nuits par semaine. Un contrôle physique approfondi était effectué périodiquement au Centre naval de recherche sur la santé de San Diego. Ils étaient soumis à une imposante série de tests tels que l'échelle de sommeil de Stanford, la liste de contrôle du degré de sensibilité, le test Williams de mémoire des mots, le test des chiffres significatifs, les taches Wilkinson de vigilance auditive, le test Wilkinson d'addition et celui au nom attrayant d'inventaire Minnesota multiphasique de la personnalité. Un profil d'humeurs indiquait le degré de tension, de dépression, de colère, de fatigue et ce qu'on qualifie de « désorientation ». Les patients restaient également en contact régulier avec des psychiatres.

Deux des sujets ayant débuté par huit heures réduisirent leur temps de sommeil à cinq heures et demie avant d'abandonner, deux autres atteignirent le palier des cinq heures et enfin deux autres encore parvinrent aux quatre heures. Le couple qui avait démarré à six heures et demie s'arrêta à cinq heures.

Résumons les résultats de cette expérience extrêmement importante et enrichissante :

Santé : vers la fin, les participants étaient fatigués, mais les contrôles d'aptitude physique ne révélèrent « rien qui laissât supposer que la réduction du T.S.T. [...] présente une menace quelconque pour la santé [...] des sujets ».

Capacités : les tests ne mirent en évidence aucune

diminution des aptitudes normales, et « aucune régression des capacités au travail professionnel ou scolaire ». Les sujets eux-mêmes prétendaient se sentir diminués, « mais cela n'apparaissait dans aucun des résultats des tests objectifs ».

État psychologique : le groupe était si fatigué, vers la fin de l'expérience, que chacun cherchait à préserver son énergie, et les chercheurs notèrent « une régression des investissements sentimentaux », qui se différenciait, d'après eux, de la dépression. En fait, « il n'apparut aucune modification majeure d'ordre psychologique ». On nota tout de même un comportement bizarre : un sujet, d'ordinaire très sérieux dans son comportement social, traversa, contre toute attente, une période de « streaking » où il se mit à courir tout nu dans son quartier. A l'exception de ce petit problème, cette équipe érudite en vint à la conclusion que, « globalement, les sujets se comportèrent tous plus ou moins de la même façon ».

En d'autres termes, ces huit individus ne furent affectés ni de corps, ni d'esprit, ni dans leurs capacités générales, même après une réduction de trois heures et demie. Ils eurent néanmoins sommeil. Il est inutile de se cacher qu'il est difficile de changer des habitudes bien ancrées, au moins dans un premier temps. Il fallut une semaine à dix jours pour que le groupe s'habituât à chaque palier différent. Et cela devint de plus en plus difficile au-dessous des six heures. Les sujets se plaignaient alors souvent de fatigue, si l'on en juge d'après les *journaux* de bord et leurs conversations avec les psychologues et psychiatres. Les cas de réveils trop tardifs se multiplièrent au palier des cinq heures, et les sujets avaient du mal à ne pas somnoler dans l'après-midi. L'un d'eux rapporte : « Il est flagrant que je suis moins efficace, moins énergique. Il m'est difficile, par exemple, d'étudier aussi longtemps qu'avant. Je me décourage plus vite, les difficultés m'angoissent, un peu comme lorsque je suis au lit avec un bon rhume. » Mais ceci se produisit au-delà des six heures. *La plupart des habitués des huit heures seront tout simplement incapables de descendre à cinq heures, bien que certains y parviennent, ou tout au moins pas avec si peu de temps d'adaptation.* Comme disent les chercheurs : « Il est possible qu'il existe un seuil génétique (sauf pour certains individus), au-delà duquel on ne peut plus réduire. » Il est important de garder ceci à l'esprit, et nous en tiendrons compte dans notre programme de réduction du sommeil.

(Notons encore deux points intéressants de cette expérience : trois membres du groupe furent sujets à des crises de fringale à divers moments de la journée, mais aucun ne prit du poids. L'un des couples rapporta, d'autre part, que les heures de veille supplémentaire avaient « enrichi leur vie sexuelle ». Néanmoins, au-dessous des six heures, certains déclaraient être trop fatigués pour faire l'amour.)

Au bout d'un an : entre une heure et deux heures et demie de sommeil en moins

Mais l'histoire ne s'arrête pas là. Un an plus tard, les chercheurs recontactèrent les huit sujets pour voir comment ils se portaient. Combien d'heures dormaient-ils à présent ? *Aucun de ceux qui, au départ, dormaient huit heures n'avait repris ses anciennes habitudes.* Cela s'était passé comme pour l'expérience du Dr Johnson. Les deux personnes qui avaient démarré à six heures et demie étaient revenues à cette durée, mais les six autres, parties de huit heures, dormaient à présent *une heure à deux heures et demie* de moins qu'avant. Et elles se sentaient tout à fait bien, disposes, malgré cette diminution importante de leur temps de sommeil. L'une d'elles se portait à merveille, sans besoin de sommeil, ni désir de dormir plus, avec cinq heures et demie seulement de sommeil par jour ; une autre se trouvait dans le même cas, et dormait six heures.

L'équipe de recherche conclut que *la réduction progressive du sommeil peut s'avérer un moyen efficace de réduire d'une heure ou deux le T.S.T. et peut modifier de façon permanente les habitudes ou besoins de sommeil.*

Il s'agit ici non seulement des « habitudes », mais également des « besoins ». D'un nouveau « besoin » naturel.

Pourtant, le doute subsiste. Les chercheurs en sont conscients. Après tout, ce n'est pas parce que tous les tests se sont révélés négatifs qu'aucune conséquence fâcheuse qu'ils n'aient pu détecter n'est pas intervenue. De plus, le Dr Johnson m'a prié instamment d'exprimer ses « réserves » quant à la réduction de sommeil pratiquée par tous. « Pourquoi s'encombrer d'une heure supplémentaire de travail frénétique, alors qu'on pourrait la passer au lit ? demande-t-il. A mon avis, quand on est satisfait de son propre cycle, il vaut mieux ne pas y toucher. »

Et il a parfaitement raison, dans le cas où vous préférez passer cette heure supplémentaire au lit. Ce programme ne s'adresse pas à tout le monde. Il s'adresse à ceux qui veulent sauter du lit et vivre cette heure ou ces deux heures supplémentaires.

Il est exact que les sujets de l'expérience étaient relativement jeunes. Mais cela ne change rien. Le Dr Johnson m'a rapporté avoir rencontré de nombreuses personnes d'âge mûr ayant réduit leur temps de sommeil, et déclarant trouver leur niveau actuel « confortable et agréable ». Il est également vrai que l'adaptation est difficile pour certains, mais le Dr Gordon Globus, l'un des chercheurs d'Irvine attachés à cette étude, pense que la réussite des huit participants est due à l'approche par paliers, favorisant l'adaptation aux niveaux inférieurs successifs de sommeil. Nous ne pouvons qu'encourager cette méthode. Le Dr Joyce Friedmann, autre membre du groupe Irvine, dit avoir été informée par plusieurs des sujets qu'il leur aurait été encore plus facile de s'adapter s'ils avaient pu dormir un peu plus longtemps le week-end et adopter une cadence de réduction encore plus lente, aspect que nous garderons à l'esprit lorsque nous prévoirons notre propre programme. Le Dr Friedmann croit fermement à la thèse selon laquelle nos besoins en sommeil seraient innés, inscrits dans nos gènes. « Mais pas totalement, reconnaît-elle. Certains semblent très à l'aise en dormant deux heures de moins par nuit. » Effectivement, ils le sont.

En fait, l'expérience californienne explique tout. La plupart des gens souffrant de troubles graves du sommeil peuvent le réduire d'une ou deux heures. Il est impossible, et déconseillé, de pousser trop loin un programme de réduction de sommeil, mais, comme l'indique le rapport, nous sommes « relativement malléables en ce qui concerne sa durée [...] et nous pouvons l'adapter en fonction des modifications de notre façon de vivre ».

Nous nous en porterons mieux et serons contents d'avoir fait cet effort. Certains stades ne seront pas faciles, mais il faut toujours se battre pour modifier des habitudes de longue date. Et, lorsque nous aurons enfin ajouté une heure ou deux à chacune de nos journées, nous saurons que cela en valait la peine.

VII. UN PROGRAMME DE RÉDUCTION DU SOMMEIL EN QUATORZE POINTS

Il est temps, à présent, de faire le point et de nous interroger sur ce que nous avons appris jusqu'ici et sur la façon dont nous pouvons en tirer profit pour réduire notre temps de sommeil avec le minimum de désagréments et le maximum de chances de succès.

On nous a tout d'abord réaffirmé la nécessité fondamentale du sommeil. Mais nous avons également observé qu'il existe beaucoup de gens qui ne dorment qu'une ou deux heures et que ceux-ci, ayant été examinés par des médecins, ont été déclarés sains de corps et d'esprit. Il n'existe pas de « norme » selon laquelle il faudrait dormir sept ou huit heures à tout prix afin d'entretenir notre corps et notre esprit. « La gamme est incroyablement vaste, m'a confié le Dr Laverne Johnson. Ne vous conformez pas à une norme fictive, mais trouvez au contraire votre propre niveau de confort. » Si vous dormez naturellement peu et que cela vous préoccupe, ne vous inquiétez plus. Vous avez en fait de la chance.

Nous avons exploré soigneusement les conséquences éventuelles d'une réduction du sommeil chez ceux d'entre nous qui n'appartiennent pas à cette catégorie. Elles sont très faibles, d'après les médecins, même lorsque cette réduction est radicale. Les chercheurs ayant privé certaines personnes de quantités substantielles, ou même de la totalité, de leur sommeil n'ont pu mettre en évidence quelque effet nocif. D'après eux, la quantité de sommeil au stade 4, c'est-à-dire de sommeil profond et reposant, est préservée même en ne dormant que quatre heures. Ils ajoutent que lorsque nous réduisons notre sommeil nous perdons *effectivement* la phase de rêves en P.M.O., mais que tant que notre réduction se limite à des proportions minimes ceci ne doit pas nous inquiéter ; en outre, la nécessité de ce type de sommeil n'est toujours pas prouvée.

Nous nous sommes aussi interrogés sur la nécessité même du sommeil. Il existe une école de pensée, s'appuyant sur une gamme impressionnante de justificatifs et de preuves, selon laquelle le sommeil serait un phénomène dû à l'évolution, une adaptation à l'environnement primitif de l'humanité. C'est une incitation à s'adapter au siècle présent et à sortir de son lit. L'humanité tout entière pourrait bien aller vers une réduction du temps d'inconscience.

Nous avons effleuré la théorie selon laquelle les individus perturbés ou soumis à des tensions auraient besoin de plus de sommeil. De plus, tous les chercheurs s'accordent à penser (et c'est là une question de bon sens) que la motivation est indispensable lorsqu'on décide de réduire son temps de sommeil ; or, une personne motivée est une personne énergique, dynamique et positive. Une personne en bonne condition émotionnelle et physique devrait donc réussir plus facilement une entreprise de ce genre. A l'inverse, quelqu'un qui ne possède pas ce profil s'apercevra peut-être que cela lui est impossible, du moins tant que ses problèmes psychologiques et/ou physiques ne sont pas résolus. De toute façon, nous pouvons tous apprendre à acquérir une plus grande efficacité dans notre sommeil, et nous avons exploré les différentes étapes à suivre pour en améliorer la qualité.

Enfin, nous avons passé en revue plusieurs expériences de réduction de sommeil et découvert que nos horloges biologiques ne sont pas figées au point de nous interdire une adaptation progressive afin de gagner du temps d'éveil. Ce qui découle de ces différentes découvertes est un programme de réduction de sommeil en quatorze points, définis comme suit.

1. Définissez exactement comment sera utilisé le temps gagné

Il ne s'agit pas d'entamer un programme de réduction de sommeil avec la vague idée que, « bien sûr, une ou deux heures de plus par jour ne seraient pas négligeables », ou qu'« il y a une foule de choses que l'on ferait avec plaisir si l'on disposait d'un peu plus de temps ». Reconnaissez que, sans une motivation puissante et précise, il vous sera difficile d'abandonner votre oreiller le matin. *La motivation est un élément capital, et le fait d'avoir des objectifs bien définis vous aidera énormément. Il faut que vous sachiez exactement ce que vous avez l'intention de faire du temps gagné.* Cela signifie que, dès le premier jour où vous réduirez votre sommeil, vous devrez profiter du temps gagné pour accomplir ce que vous n'auriez pas eu le temps de faire autrement. De cette façon, votre enthousiasme sera axé sur le but poursuivi lors de votre programme de réduction de sommeil et alimenté par la réalisation progressive de cet objectif au cours du programme. L'appréciation du changement qui s'opère vous fournira de l'énergie au fur et à mesure. Ne perdez jamais de vue la carotte, elle vous aidera à surmonter d'éventuels obstacles.

2. Ne commencez que lorsque vous serez reposé

Il serait absurde d'aborder ce programme à un moment où vous avez avant tout besoin de repos. Si vous êtes ou venez d'être soumis à des tensions particulières et/ou traversez une phase où vous éprouvez de grandes difficultés à dormir, si vous avez été malade et savez, intuitivement ou par les conseils de votre médecin, qu'il vaudrait mieux attendre un peu. De même, si vous êtes sur le point d'aborder une période difficile, retardez l'expérience. Il serait idiot de se lancer dans un programme de réduction de sommeil tout en étant enceinte, ou en débutant dans un nouvel emploi. Il vous faut démarrer au cours d'une période où vous dormez normalement, et concentrer vos efforts, alors que vos activités sont relativement normales, sur un changement radical de votre façon de vivre.

3. Commencez par une période de base de deux semaines et tenez le journal de votre sommeil quotidien

Il vous faut savoir où vous en êtes avant de déterminer jusqu'où vous pourrez aller. Si vous êtes à peu près sûr de dormir, mettons, huit heures la plupart des nuits, *débutez ce programme par une période de deux semaines durant laquelle vous dormirez à votre rythme habituel,* en l'occurrence huit heures par nuit. Commencez à enregistrer au jour le jour votre temps de sommeil global, en tenant compte des heures nocturnes *aussi bien* que des sommes éventuels. De cette façon, vous pourrez vérifier et vous assurer que vous ne nourrissiez aucune illusion sur votre temps réel de sommeil.

Mais la raison principale de cette période « repère » consiste à vous faire prendre conscience, au démarrage de ce programme, de la façon dont vous percevez votre quantité habituelle de sommeil. Vous vous rendrez peut-être compte qu'une horloge interne vous réveille certains jours avant l'heure et que vous dormez peut-être « trop » par rapport à votre besoin réel de sommeil. Il est possible que surviennent une ou deux journées durant lesquelles vous serez particulièrement sous tension, ou tout simplement touché par le « syndrome du lundi matin », et vous vous apercevrez que le « bien-être » n'est pas forcément lié à vos huit heures de sommeil par jour. Vous découvrirez peut-être que vous vous réveillez plus tôt après une nuit de sommeil profond.

L'important, c'est qu'il vous faut une période d'orientation avant de commencer à réduire votre temps de sommeil, période qui établira deux aspects essentiels de votre connaissance de vous-même : la prise de conscience de la subtilité de la relation entre sommeil et sensation d'état général, et le sentiment véritable de votre bien-être, pour vous permettre de comparer ce sentiment avec ce que vous éprouverez ensuite par des durées inférieures de sommeil. Lorsque vous aurez atteint le palier des six heures et rentrerez chez vous fatigué après une journée pénible au bureau, vous vous rendrez compte que vous étiez tout aussi abattu après une telle journée, même avec *huit* heures de sommeil.

Néanmoins, beaucoup d'entre nous ne connaissent pas exactement leur quantité de sommeil actuelle, parce que nous nous couchons en moyenne plus tard que nous ne le pensons ou bien à des heures variables, ou parce que nous dormons plus tard le week-end, ou faisons des sommes que nous oublions de comptabiliser. *Si vous n'avez pas une certitude raisonnable de votre niveau actuel de sommeil à cause de son irrégularité, consacrez une première semaine à noter vos horaires sur votre « journal »*. Si vous avez dormi six heures trente une nuit, sept une autre, sept heures trente deux fois, puis huit et enfin neuf heures trente samedi et dimanche, votre moyenne est de huit heures. Vous pouvez alors passer à la période de base de deux semaines en tâchant de régulariser votre emploi du temps afin d'approcher les huit heures chaque nuit de la semaine. La régularité est importante dans le cadre de ce programme, comme nous le soulignerons plus loin.

Le fait de tenir un *journal* au cours de ce programme, en y rapportant non seulement votre temps de sommeil au jour le jour, mais aussi votre état, n'est pas facultatif. C'est absolument essentiel. Il faut vous plier à la discipline de consigner par écrit le nombre exact de vos heures de sommeil quotidiennes, sinon vous vous contenterez de vagues estimations et n'aurez qu'une idée fallacieuse de votre comportement. Le *journal* vous donnera du recul : les périodes d'abattement de quelques jours ne paraîtront plus désastreuses si vous pouvez jouir d'une vision globale de vos progrès. Il y faut également quelques notes rapides concernant votre état général. Les remarques du genre « très fatigué cet après-midi » ou encore « aucun problème pour se lever ce matin » vous aideront beaucoup. En plus de l'information directe qu'elles fournissent pour contrôler vos progrès, de telles notes constituent aussi une sorte de dialogue sympathique et encourageant avec vous-même. La réduction du temps de sommeil est un processus interne solitaire, et la patience avec laquelle vos parents et amis prêteront l'oreille au récit intarissable de votre état mental et physique du jour a des limites.

4. Soyez aussi régulier que possible dans votre horaire de sommeil

Nous avons vu l'importance qu'il y a à se conformer à un horaire régulier pour entretenir un sommeil profond. Or un tel horaire implique deux choses : (1) *Se tenir au même nombre d'heures de sommeil par nuit.* Si vous êtes, par exemple, au palier des sept heures, essayez de dormir sept heures chaque nuit, ou de vous en rapprocher au maximum, plutôt que de suivre un horaire irrégulier qui vous donnerait sept heures de moyenne ; (2) *Couchez-vous et levez-vous à la même heure chaque jour.* Pour une nuit de sept heures, par exemple, essayez de vous coucher chaque soir à minuit et de vous lever à sept heures plutôt que de varier cette habitude et d'établir votre période de sommeil de 23 heures à 6 heures une nuit et de 1 heure à 8 heures la nuit suivante. Souvenez-vous qu'une étude a montré que la régularité des heures de sommeil pouvait être plus importante que leur nombre pour déterminer l'état général du lendemain. Lorsque vous établissez un rythme qui synchronise vos heures de sommeil et de réveil avec l'horloge métabolique de votre corps, c'est une aide que vous vous apportez dans votre entreprise de réduction du sommeil.

Le schéma habituel, pour un programme de réduction des heures de sommeil, consiste à se coucher une demi-heure plus tard en abordant chaque nouvelle phase, tout en se levant à la même heure. Mais si vous êtes un oiseau matinal, couchez-vous à la même heure et levez-vous une demi-heure plus tôt. L'important est de rester régulier d'un jour sur l'autre.

Bien entendu, il y a pour chacun d'entre nous des nuits où l'horaire ne peut être respecté. Faites au mieux, et gardez à l'esprit que plus vos heures seront irrégulières, plus dure sera l'adaptation. N'essayez pas d'intégrer chaque minute de sommeil à la moyenne. C'est-à-dire que, si vous êtes au palier des sept heures et que vous dormez une demi-heure de trop un jour, laissez courir ; ne réduisez pas la nuit suivante pour autant et dormez vos sept heures habituelles. Si vous dormez une heure de *moins* ne vous sentez pas obligé d'ajouter une heure de plus à la nuit suivante. Ainsi que nous l'avons constaté dans nos études sur la privation de sommeil, il n'est pas besoin de récupérer chaque minute de sommeil « perdu » pour être de nouveau en forme. De plus, soyez tolérant avec vous-même. Si vous avez besoin d'un peu plus de sommeil par moments, déviez légèrement les règles du programme afin d'y parvenir.

5. Réduisez graduellement votre temps de sommeil

Cette règle est absolument cruciale et ne doit subir aucun écart. Si votre interprétation du message de ce livre est : « Vous n'avez pas besoin de tant d'heures de sommeil, commencez donc dès à présent à dormir deux heures de moins », dans ce cas, vous avez tout compris de travers. Le rythme de sommeil que vous avez établi au cours des années est à présent une habitude bien ancrée, et, si vous la modifiez radicalement, vous allez tout simplement vous épuiser et échouer. *Le principe de base de ce programme est qu'une réduction graduelle de la durée du sommeil donne au corps et à l'esprit le temps nécessaire pour s'adapter à des changements modérés, étape par étape.* Comme me disait le Dr Globus, l'un des professeurs ayant mené l'expérience de Californie décrite au chapitre VI : « Nos sujets ont relativement bien supporté la réduction parce que, tel que cela s'est passé, ils l'ont obtenue à pas de loup. Ils avaient la possibilité de s'adapter à un nouveau régime. »

Réduisez votre temps de sommeil par tranches d'une demi-heure. Si votre quinzaine de base était à huit heures par nuit, la troisième semaine, c'est-à-dire la première au cours de laquelle vous commencerez réellement à réduire, dormez sept heures et demie. Les réductions d'un quart d'heure sont, pour la plupart des gens, trop faibles pour être pratiques, mais les différences d'une demi-heure s'avèrent assez importantes.

Donnez à votre corps, à votre esprit et à vos horloges internes le temps de s'adapter à chaque nouveau palier. Si la période d'adaptation est assez longue pour apporter, à un palier donné, un bien-être habituel, le passage à l'étape suivante sera moins traumatisant. Il vous faut tailler votre chemin vers le bas : creusez, puis assurez-vous une base confortable de bien-être avant d'essayer de descendre une nouvelle fois. Je le sais d'autant mieux que j'avais moi-même failli à cette règle, au début de mon propre programme de réduction. Bien que le temps d'adaptation varie d'une personne à l'autre, il est tout de même fonction de l'âge dans une certaine mesure. Les jeunes, dont les habitudes de sommeil sont un peu moins figées, sont généralement plus souples. Voici ma proposition :

Entre vingt et trente ans : trois semaines d'adaptation pour chaque nouveau palier jusqu'à six heures et demie. Puis, quatre semaines d'adaptation à six heures et demie et en deçà.

Entre trente et quarante-cinq ans : quatre semaines d'adaptation à chaque nouveau palier jusqu'à six heures et demie. A partir de là, accordez-vous six semaines.

Entre quarante-cinq et cinquante-cinq ans : à sept heures, quatre semaines d'adaptation. Ensuite, six semaines d'adaptation à six heures et demie et six heures. Si vous allez plus loin, donnez-vous huit semaines pour vous adapter à chaque nouvelle réduction.

Après cinquante-cinq ans : c'est à vous de jouer. Beaucoup de gens, en vieillissant, ont moins besoin de sommeil, et j'espère que ce livre vous aura convaincu que c'est normal et pas du tout nocif. Mais le sommeil se fait aussi souvent plus léger et plus troublé, poussant beaucoup de personnes âgées à dormir l'après-midi pour compléter un sommeil nocturne qu'elles ne trouvent pas satisfaisant. Ces gens-là recherchent un sommeil de nature plus reposante, et non pas une réduction du temps de sommeil. Ce livre, à travers ses suggestions, les aidera peut-être à améliorer la qualité de leur sommeil et à se constituer un bloc solide, mettons de six heures et demie de bon sommeil, plutôt que de rester huit ou neuf heures allongés, essayant désespérément de grappiller quelques instants de sommeil supplémentaires.

Toute personne âgée qui a encore le tonus d'en faire un peu plus dans la vie, et qui pense que, pour gagner quelques heures par jour, mieux vaut tard que jamais, est tout à fait qualifiée pour entreprendre ce programme. *Donnez-vous simplement du temps, même deux ou trois mois, pour vous familiariser et vous habituer confortablement à un nouveau palier de sommeil.* Mais si vous ne vous adaptez pas bien, abandonnez. Il serait idiot d'aller trop loin, après toute une vie réglée à un certain rythme de sommeil.

6. Attendez-vous à traverser une période d'adaptation difficile

Puisque vos habitudes sont bien ancrées, il faut bien vous attendre à des tensions au départ, lorsque vous les attaquerez. Tant que vous ne serez pas habitué à chaque nouveau palier de votre programme de réduction, vous aurez sommeil, vous vous sentirez fatigué, moins efficace, ou en tout cas *vous aurez l'impression* d'être moins efficace, peut-être un peu irritable et peu sociable, et ressentirez éventuellement de petits désagréments d'ordre physique, tels que des picotements des yeux. Vous-même, et les gens de votre entourage, devez vous préparer à ces petits ennuis, qui d'ailleurs ne dureront pas : on suppose une semaine à dix jours pour chaque niveau. La quantité et la durée de ces désagréments varieront suivant les individus. Pour certains, la transition sera relativement facile, pour d'autres, au contraire, elle se révélera décourageante. Si c'est trop difficile, si au bout de dix jours ou même deux semaines vous n'êtes pas bien adapté, abandonnez ce palier pour revenir au dernier stade auquel vous vous sentiez bien. Vous pourrez toujours réessayer plus tard.

Si, trois semaines après le début du programme, la *moindre* réduction de sommeil, même d'une demi-heure par rapport à votre temps habituel, vous perturbe et qu'il vous semble ne pas vous adapter du tout, ce programme ne vous convient sans doute pas encore tout à fait. Vous avez peut-être psychologiquement besoin de plus de sommeil, à moins que votre attitude à l'égard du sommeil ne soit trop profondément enracinée, ou votre motivation tout simplement trop incertaine. Une grande majorité d'entre nous, dormant sept heures ou plus au départ, peuvent s'adapter à une réduction d'au moins une heure, mais il y a peut-être des gens qui ne le peuvent pas. Et s'ils ne le peuvent pas, ils ne le feront pas : le sommeil les submergera.

7. N'allez pas trop vite

Soyez honnête envers vous-même. Si, au bout de dix jours ou deux semaines, vous n'êtes pas bien adapté, arrêtez-vous et retournez au palier précédent. Vous pouvez renouveler la tentative le mois suivant, et, si l'échec se renouvelle, c'est que vous avez atteint vos limites. Il n'y a aucun intérêt à tenter d'aller trop loin. Acceptez l'idée qu'il existe une limite, peut-être innée, à vos possibilités de réduction de sommeil. Je vous propose les objectifs suivants :

Ne tentez pas de nouvelle réduction avant de vous sentir *parfaitement* bien à votre stade. On considère les six heures comme un cas limite de réduction. Arriver à six heures ou à cinq heures et demie représente déjà une réussite majeure. On qualifie généralement de « petits dormeurs » des gens qui dorment six heures ou moins, et il y a peu d'individus qui vivent avec cinq heures ou moins. Si votre rythme actuel est de six heures par nuit ou moins, vous avez probablement déjà atteint votre limite ou presque.

Lorsque vous atteignez ces niveaux inférieurs, commence le royaume de l'expérience. Vous essayez de voir jusqu'où vous pourrez aller tout en vous sentant bien. Certains connaîtront un succès total. C'est en fait une question d'âge, de condition physique, de motivation d'adaptabilité, tout dépend de la quantité et de la nature de l'exercice physique que vous faites, de votre alimentation et de toute une foule d'autres facteurs. Certains essaieront de découvrir s'ils étaient en fait de petits dormeurs attachés et jusqu'alors à la norme établie.

Il est difficile de donner des directives à ceux qui dorment actuellement plus de huit heures. On n'a jamais tenté d'expériences sur des gens dormant beaucoup. Il est possible que ceux qui dorment quatre ou cinq heures constituent une extrémité de la courbe de distribution, tandis que ceux qui ont un sommeil de neuf et dix heures constituent l'autre extrémité, aucun des deux groupes n'étant particulièrement souple. A en croire le Dr Hartmann, les gens qui dorment beaucoup ont besoin de plus de sommeil pour obtenir plus de P.M.O., ce besoin indiquant une personnalité perturbée par un état de tension psychologique. Si leurs facultés d'intégration des conditions extérieures s'améliorent, il leur serait peut-être possible de réduire leur temps de sommeil encore plus que je ne l'ai indiqué.

Un autre facteur entre en jeu chez ceux qui dorment beaucoup : les études menées en laboratoire montrent que la plupart passent neuf heures au lit mais ne dorment que huit heures. Ce sont simplement des gens qui dorment mal. Si leur sommeil reste déficient, qu'il leur faut un temps considérable pour s'endormir et qu'ils se réveillent ensuite plusieurs fois au cours de la nuit, alors ces dormeurs-là ne pourront réduire leur sommeil de façon significative. D'un autre côté, il est tout à fait possible qu'essayer d'écourter la nuit, et *s'y tenir* même en ayant sommeil et en étant fatigué, procure un sommeil plus profond et plus efficace. Ils s'apercevront peut-être alors qu'ils sont tout aussi dispos après six heures et demie qu'ils ne l'étaient auparavant après neuf heures au lit. Ici encore, il faut expérimenter.

Ces objectifs sont raisonnables et modérés. Ils sont dérivés d'expériences réelles et de ce que nous savons sur le sommeil et ses habitudes. Le travail le plus important à ce jour sur la réduction du sommeil, mené en Californie et portant sur huit sujets, a conclu que « des personnes suffisamment motivées, suivant un régime de réduction de sommeil progressif, sont capables de porter leur temps de sommeil à une ou deux heures de moins que les huit heures habituelles ». Pour sa part, le Dr Hartmann écrit : « Il est tout à fait possible [...] de s'entraîner à modifier ses besoins dans un rayon d'environ une heure. » Lorsque j'insistai, celui-ci ajouta : « Une heure, peut-être deux. » J'ai gardé la même prudence dans mes suggestions.

Mais un individu est, justement, une individualité, et certains pourront aller plus loin. Ils s'apercevront, à leur grande surprise peut-être, qu'au bout d'un certain temps ils se sentiront bien au palier des six heures et pourront descendre à cinq heures et demie, cinq heures, et même moins.

Si vous dormez actuellement :	Vous devez facilement pouvoir réduire jusqu'à :	Et vous devez être capable d'atteindre au moins le palier des :
9 heures ou plus	8 heures	7 heures
8 h 30	7 h 30	6 h 30
8 heures	7 heures	6 heures
7 h 30	6 h 30	6 heures
7 heures	6 h 30	6 heures
6 h 30	6 heures	6 heures

8. Essayez d'abréger encore votre temps de sommeil

La table de réduction accompagnant le point n° 7 vous donne d'une part un premier objectif facile à atteindre, d'autre part un deuxième objectif demandant plus d'efforts. Mais il n'y a pas de règle absolue, et vous expérimenterez dans une large mesure le degré de réduction que vous pouvez atteindre tout en vous sentant bien. La seule façon de le déterminer est d'essayer de descendre encore plus bas pour voir si c'est possible.

Malgré le caractère expérimental de votre programme et l'ignorance des résultats possibles, vous l'entreprenez probablement avec à l'esprit un objectif déterminé : « Je dors à présent huit heures par nuit. Ce serait formidable si je pouvais réduire d'environ une heure et demie. » Dans ces conditions, si vous atteignez effectivement les six heures et demie, essayez de dormir six heures pendant une dizaine de jours. Soit vous vous habituerez aux six heures, et vous réduirez ainsi votre temps de sommeil encore plus que vous ne l'espériez, soit au contraire cela ne vous convient pas et vous reviendrez alors à six heures et demie. Même si ce stade s'avère impraticable, considérez cet exercice comme une sorte d'« échauffement ». Car il y a de fortes chances pour que les six heures et demie vous mettent encore plus à l'aise ensuite.

En ce qui me concerne, l'étape des six heures et demie *ne se révéla pas* particulièrement satisfaisante la première fois. J'essayai six heures tout de même et devins rapidement irritable, sujet à des étourdissements et à des douleurs d'estomac : il était évident que le dernier bond était prématuré. Par comparaison, le retour aux six heures et demie, la deuxième fois, établit un palier de confort tout à fait acceptable. Après environ un mois, j'étais de nouveau en mesure de tenter les six heures, et cette fois avec succès. Il est intéressant de noter que les sujets de l'expérience de Californie sont eux aussi allés au-delà du palier qu'ils ont finalement adopté. Aucune analyse des justifications psychologiques du phénomène d'« échauffement » du sommeil n'a été faite, et nous ne pouvons affirmer qu'il opère chez tout le monde. En tout cas, cela vaut la peine d'essayer.

Et que faire lorsqu'on atteint les six heures ? La règle reste valable : si vous vous sentez parfaitement bien à ce stade, il vous faut découvrir si vous pouvez faire mieux encore. Ou si vous n'êtes pas complètement à l'aise, descendre momentanément à cinq heures et demie peut avoir pour effet de rendre les six heures tout à fait reposantes. Mais il y a des limites, à moins que vous ne tentiez réellement l'impossible et essayiez de voir si vous pouvez ne dormir que quatre heures. Arrivé aux paliers inférieurs, vous sentirez que vous avez atteint la limite, que vous n'avez plus ni la motivation ni la confiance en votre état physique et mental suffisantes pour tenter une nouvelle réduction. J'ai moi-même ressenti tout cela vers les six heures et me suis alors arrêté. Vous vous connaissez suffisamment bien pour reconnaître les signes indiquant que toute recherche plus poussée serait infructueuse.

9. Relâchez votre effort dans les moments difficiles

Si vous êtes malade, ou submergé de travail, ou encore si vous vous remettez à peine de tensions psychologiques ou physiques importantes, assouplissez un peu les règles du programme. Donnez-vous des périodes d'adaptation plus longues aux nouveaux paliers de sommeil, jusqu'à ce que la situation s'apaise et que vous soyez prêt à revenir au programme. De toute évidence, tous les petits désagréments ou les tensions de l'existence ne doivent pas systématiquement servir d'excuse à une grasse matinée, sinon vous ne progresserez jamais, mais, s'il y a réellement des circonstances extraordinaires, ménagez-vous des portes de sortie. On a besoin de plus de repos lorsqu'on a un mauvais rhume, et il serait ridicule de le nier, comme il serait ridicule de continuer un entraînement physique intense avec ce même rhume. Ou bien, si vous êtes en voyage, si vous avez un emploi du temps mondain particulièrement chargé et ne pouvez respecter d'horaire fixe, ne changez pas de palier avant d'avoir pu établir une période de confort plus normale.

Il ne faut pas être pressé, et s'il vous faut près d'un an pour passer de votre temps actuel de sommeil au palier que vous désirez atteindre, c'est parfait. Au cours de mon propre programme, il me fallut cinq mois pour passer de huit heures à six heures. Il vous en faudra peut-être plus, ou moins.

Vous seul savez ce qui se passe en vous-même et ce que vous ressentez physiquement, et vous devez moduler le programme en fonction de cela. Les objectifs et durées proposés ne sont que des suggestions. S'il vous faut des périodes d'adaptation plus ou moins longues, tant mieux. Si une demi-heure de moins de sommeil vous suffit, c'est une position tout à fait défendable. Ce programme est conçu de manière que vous en sortiez en vous sentant bien physiquement et satisfait du temps gagné. *Il est ridicule de continuer si vous ne vous sentez pas bien ou si vous ne souhaitez plus gagner de temps de veille.*

10. Tirez parti des sommes et des relaxants

Pour certains, les siestes peuvent être d'un grand secours lors d'un programme de réduction, car ils ont au moins deux avantages. Vous gagnez beaucoup de souplesse dans votre horaire global de sommeil en complétant par des petits sommes le sommeil nocturne amputé. Beaucoup s'apercevront que le fait de passer de 8 heures à 6 h 30 est grandement facilité s'ils dorment six heures la nuit et se reposent une demi-heure au milieu de la journée, lorsqu'ils sont au creux de la vague. De plus, bien que ceci n'ait pas été démontré en laboratoire, les sommes semblent plus reposants, plus riches que le sommeil nocturne, du moins pour beaucoup de gens. Une petite sieste d'une demi-heure vers midi semble faire autant de bien qu'une heure de plus au lit le matin ou le soir.

En fait, les gens dont la vie est particulièrement mouvementée ont tendance à se contenter de nuits très courtes, complétées de sommes journaliers. Thomas Edison, dont nous avons déjà parlé, est un exemple type. Winston Churchill était lui aussi un grand habitué des siestes. Il essayait de dormir une heure l'après-midi chaque fois que c'était possible, mais disait que même vingt minutes, s'il ne pouvait faire mieux, lui faisaient beaucoup de bien. Casser le rythme de la journée, ajoutait-il, lui permettait d'accomplir en vingt-quatre heures le travail d'un jour et demi. Autre adepte invétéré des sommes journaliers, le président Harry Truman rapporte qu'en toute occasion, même lors des réunions du cabinet, dès qu'il se sentait fatigué, il s'excusait auprès des personnes présentes et allait s'allonger « même pour cinq minutes seulement ». Le président Kennedy disposait d'un vrai lit à bord de son avion personnel, le *Caroline*, pour dormir dès que son emploi du temps devenait trop frénétique, en particulier lors des campagnes électorales. On raconte un peu partout cette petite histoire de sieste, à propos de l'infatigable Eleanor Roosevelt. Elle devait prendre la parole à un rallye au Madison Square Garden mais, lorsqu'on la présenta à l'auditoire, elle était profondément endormie dans son fauteuil sur le podium.

Une fois éveillée, elle s'excusa et déclara qu'elle avait tellement l'habitude de grappiller quelques minutes de sommeil par-ci par-là lorsqu'elle en ressentait le besoin qu'elle perdait totalement conscience des circonstances et des événements extérieurs.

Nous n'avons pas tous la possibilité de dormir ainsi dans la journée. Le patron peut fermer sa porte et s'endormir, la tête au creux de ses bras, sur son bureau, mais, la plupart du temps, malheur à ceux qui s'endorment au travail. Pour ces gens-là, le sénateur William Proxmire suggère un somme d'un quart d'heure juste avant le dîner. Certains découvriront peut-être que cela leur permet de veiller une heure de plus le soir. (Un danger toutefois : si vous dormez trop peu de temps avant de vous coucher pour la nuit, vous gâcherez peut-être votre sommeil.)

Pour d'autres, le principe de la sieste ne convient pas, quelle que soit l'heure de la journée. En revanche, si vous-même ne faites pas partie de ces gens-là, vous avez tout intérêt à inclure les sommes dans votre programme de sommeil. Il n'est pas prouvé qu'une quinzaine de minutes de sieste dans la journée équivalent à une heure de sommeil nocturne, mais les chercheurs ont noté suffisamment de cas où les sujets semblaient profiter de façon surprenante de leurs petits sommes pour spéculer des effets de ceux-ci sur l'individu. Une étude dirigée par le Dr Ismet Karacan, qui dirige le centre de sommeil du Baylord College of Medicine de Houston, conclut que les sommes semblent « reposer au-delà de ce qu'on pourrait attendre par rapport à leur durée ».

Donc, si les siestes *vous conviennent*, c'est-à-dire si vous n'y êtes pas, comme certains, allergique, alors elles sont également *bonnes pour vous*. Si vous étiez préoccupé à l'idée que cette forme de sommeil était plus médiocre car elle ne permet pas de passer par toutes les phases de sommeil du cycle de quatre-vingt-dix minutes, ou parce qu'elle risquait de compromettre votre tentative de réduction de sommeil, ne vous faites plus de souci. Les sommes n'affecteront pas votre sommeil nocturne, à moins qu'ils ne soient trop longs ou trop fréquents, ce qui pourrait vous empêcher de vous endormir rapidement le soir.

Les sommes peuvent vous être d'un grand secours tout au long de votre programme de réduction de sommeil. Votre but est de réduire le temps global, il vous faut donc ajouter ce temps de sommeil au sommeil nocturne lorsque vous notez vos progrès. La valeur même des sommes journaliers tient peut-être plus à la relaxation qu'ils apportent qu'à la quantité de sommeil, moyen comme un autre de briser les tensions de la journée. En fin de compte, le fait d'anéantir ces tensions est un paramètre important du succès de toute réduction de sommeil.

Il existe d'autres moyens de résorber les tensions. L'un d'eux consiste à accomplir les exercices de relaxation indiqués au chapitre V, qui peuvent vous aider à vous détendre à n'importe quel moment du jour et pourraient bien, en fait, faciliter la période d'adaptation toujours difficile lors de chaque nouveau palier de sommeil. La méditation, qui apaise le corps et fait le vide dans l'esprit, est un autre moyen d'annuler les tensions, aidant ainsi les gens à dormir moins. Le Dr Hartmann rapporte qu'« un certain nombre de gens » lui ont expliqué qu'ils arrivaient à dormir moins grâce à leurs séances de méditation, et qu'ainsi pour quarante minutes par jour de méditation ils dormaient une à deux heures de moins. Le Dr Hartmann pense pour sa part qu'en réduisant les tensions ces gens avaient amoindri leur besoin de sommeil et de rêves en P.M.O. et, de ce fait, éliminé les dernières heures de sommeil de leurs nuits.

Certains adeptes de la méditation clament même haut et fort qu'elle plonge dans un état tout à fait particulier, si relaxant et si reposant que les disciples ont alors moins besoin de sommeil. Mais tous les professeurs de méditation ne font pas systématiquement cette promesse. En écrivant son best-seller : *The Relaxation Reponse* *, le Dr Herbert Benson, de la faculté de médecine de Harvard, ne prétendait rien de tel : « La méditation n'est [...] pas une forme de sommeil et ne peut s'y substituer. Elle fait appel à des modifications d'ordre physiologique que l'on retrouve également dans le sommeil, mais les deux processus ne sont

* *De la Relaxation.*

pas interchangeables, et l'un ne peut se substituer à l'autre. En fait, l'observation des habitudes de sommeil des adeptes de la méditation a donné lieu à des rapports indiquant que certains dormaient plus après avoir pratiqué de façon régulière la méditation tandis que d'autres, au contraire, dormaient moins. Certains ne constataient pas de changement. »

Il n'est pas non plus évident que la méditation *soit* un état unique. En fait, les résultats d'une étude issue du département de Psychologie de l'université Washington, à Seattle, en 1976, plongeaient plutôt certains adeptes de la méditation dans l'embarras. Un groupe de chercheurs rassembla en effet cinq personnes pratiquant la méditation transcendantale, ayant tous au moins deux ans et demi d'expérience dans cette discipline (quatre d'entre eux enseignaient cette technique) et leur demanda de se livrer, en laboratoire, à des séances de méditation de quarante-cinq minutes pendant huit jours, branchés sur un appareillage E.E.G. Résultat : 39 % du temps de méditation se produisait à l'état de veille, 19 % en sommeil stade 1, 23 % au stade 2, et 17 % aux stades 3 et 4. Même en éliminant le stade 1, qui est un état de semi-sommeil ou somnolence, 40 % du temps de méditation se rattachait au sommeil ! Ces chercheurs ne pouvaient isoler aucun état particulier à la méditation transcendantale. A leur avis, les adeptes faisaient tout simplement la sieste et il y avait de grandes chances pour que « les effets salutaires attribués à la méditation fussent dus au sommeil qui les envahissait alors ».

Dans son excellent livre, *Freedom in Meditation* *, le Dr Patricia Carrington, psychologue clinique à Princeton, reconnaît que les adeptes de la méditation ont souvent tendance à dériver vers le sommeil. Elle ajoute toutefois : « J'ai remarqué que ces courts sommes, pouvant survenir au cours d'une méditation, semblent avoir une qualité subjective particulière. Les gens parlent souvent d'une sensation étrangère au sommeil. Ces sommes semblent avoir des effets plus bénéfiques et stimulants qu'une simple sieste. »

* *Méditation et liberté.*

Le Dr Patricia Carrington rappelle également que le stade 1 du sommeil n'est en fait qu'un bref moment de l'expérience nocturne, alors qu'en état de méditation ce stade intermédiaire entre veille et sommeil léger est maintenu, apportant peut-être là une grande part des bienfaits de cette pratique. Patricia Carrington note également qu'au cours de la méditation les ondes cérébrales présentent une « régularité et une cadence » que l'on ne retrouve pas lors du sommeil normal. Et ainsi de suite.

La polémique ne s'arrête pas là, mais une chose est certaine : quelle qu'en soit la raison, *le fait est* que la méditation diminue les tensions et augmente les capacités individuelles pour faire face aux pressions, comme le prouvent un certain nombre de tests parfaitement crédibles effectués en laboratoire. Or c'est bien là le plus important. Si la méditation vous détend et vous aide ainsi à assumer votre programme de réduction de sommeil, vous avez tout intérêt à la pratiquer. Mais soyez honnête avec vous-même : si vous dormez au cours d'une méditation, ajoutez ce temps de sommeil au temps total quotidien.

11. Si cela peut vous aider, dormez une demi-heure de plus le week-end

Parmi les gens qui suivent un régime alimentaire, beaucoup considèrent qu'il est plus facile d'être strict avec soi-même durant la semaine lorsqu'on triche un peu le week-end. On peut appliquer le même principe dans le cas qui nous intéresse. On a déjà noté que, dans l'expérience San Diego/Irvine, certains sujets avaient émis l'opinion que leur adaptation aurait sans doute été facilitée par un sommeil un peu plus prolongé le week-end. Ceci ne s'applique pas à tout le monde. De même que certaines des personnes suivant des régimes doivent s'y maintenir scrupuleusement, car la moindre entorse les détourne immanquablement du droit chemin, certains dormeurs penseront peut-être également que cette demi-heure supplémentaire en fin de semaine détruit toute l'œuvre de la semaine. Cette méthode doit donc être utilisée avec précaution, et seulement si vous êtes honnêtement persuadé qu'elle vous aidera. *Jamais plus d'une demi-heure* : n'oubliez pas qu'il vous faut assurer à vos habitudes de sommeil un bon rythme et une certaine régularité, et, si vous dormez beaucoup plus les samedis et dimanches, l'adaptation à chaque nouveau palier vous semblera plus difficile.

12. Récompensez vos progrès

Vous avez peut-être décidé de réduire votre temps de sommeil pour gagner du temps de travail, mais je pense que la plupart des gens ont besoin de trouver des stimulants agréables s'ils souhaitent réussir. Supposons que vous dormiez une heure et demie de moins, ravi de gagner ainsi une heure pour travailler au noir, examiner vos papiers ou faire le ménage, ne pouvez-vous pas utiliser la demi-heure restante à lire, à vous adonner à votre passe-temps favori ou tout simplement à bavarder avec des amis et proches ? Se libérer a pour principal objectif de *relâcher les tensions*, et non pas de combler systématiquement chaque minute gagnée par de nouvelles « choses à faire ». Ceci ne s'applique pas à tout le monde, mais dans l'ensemble, sans ce bonus agréable, la plupart d'entre nous sont capables de prendre en grippe le principe même au point de saborder le programme, ou bien de s'aigrir considérablement. De plus, s'amuser revigore. Si vous faites de longs trajets quotidiens en train, vous avez sans doute remarqué que beaucoup de gens dorment, mais jamais ceux qui se rendent à leur cercle de bridge. Il faut voir dans la réduction de sommeil une tentative positive d'améliorer la plénitude et la richesse de son style de vie. N'oubliez pas que c'est l'objectif principal du programme.

13. Créez de bonnes habitudes de sommeil

Puisque six heures de sommeil paisible ont une valeur de

récupération plus importante que huit heures d'un sommeil léger et agité, améliorer la qualité et l'efficacité de votre sommeil peut se révéler extrêmement positif dans vos efforts de réduction. Vous l'avez vous-même bien souvent remarqué : vous vous sentez beaucoup plus reposé lorsque vous pouvez annoncer « J'ai dormi comme un loir ». Au chapitre V, nous avons passé en revue un certain nombre de méthodes pour améliorer la qualité du sommeil. Revoyez-les et faites-en bon usage. La plus importante d'entre elles a même été élevée au niveau de règle absolue : observer une grande régularité dans l'horaire de sommeil. Assurez-vous également que la température ambiante dans votre chambre n'est pas trop élevée, que votre lit est confortable, et que vous êtes isolé des bruits extérieurs. Faire régulièrement de l'exercice favorise un sommeil profond. Les rites de fin de journée peuvent également exercer cet effet, s'ils vous conditionnent à anticiper le sommeil. Évitez les somnifères, mais n'hésitez pas à manger un petit quelque chose avant de vous coucher si vous avez faim. Ces quelques mesures peuvent avoir un effet particulièrement rassurant au moment où vous essayez de modifier les habitudes de sommeil de toute une vie et où ces changements ainsi que la perte d'une partie du sommeil habituel vous angoissent peut-être un peu.

14. Intégrez votre programme de réduction de sommeil dans un changement général de votre mode de vie

Tout au long de cet ouvrage, nous avons insisté particulièrement sur le fait qu'il faut considérer le sommeil comme l'un des aspects de la personnalité. Sa qualité comme nos besoins personnels en sommeil sont le reflet de cette personnalité et de la façon dont notre monde est organisé. Nous savons tous que notre quantité de sommeil influe sur notre état, tant physique que moral, et que les soins que nous nous prodiguons, dans ces deux domaines, ont également une influence sur nos besoins en sommeil. Nous avons vu que les personnes présentant des troubles psychologiques ont souvent besoin de plus de sommeil tandis que ceux qui font de l'exercice et se maintiennent en forme semblent avoir un besoin moins important. Ceux qui mangent trop, boivent trop et ne se remuent jamais ont également peu de chances d'aller très loin avec ce programme de réduction de sommeil. Tout comme ceux qui n'ont pas le sens de la valeur du temps, qui ne voient pas l'intérêt de l'étirer et de pouvoir ainsi profiter d'occasions qui sinon nous seraient inaccessibles. Entreprendre un programme de réduction de sommeil conduit obligatoirement à remettre en question, et peut-être même à réorganiser, tout notre style de vie.

Toute personne s'étant entraînée à dormir moins possède pleinement le contrôle d'elle-même et vogue vers le succès. C'est l'idée que vous devez commencer à vous faire de vous-même. Vous êtes prêt à renoncer à une partie de votre sommeil pour en faire plus, acquérir plus d'expérience, accomplir plus de choses. Il faut pour cela être résolu et motivé, il vous faut vous tenir en main. Ensuite, au fur et à mesure que vous dormez moins et trouvez ainsi le temps nécessaire pour des activités variées, votre vie s'enrichit, vous devenez quelqu'un de plus intéressant, content de vous et, selon toute probabilité, prêt à aller encore plus loin.

Bref, puisque modifier des habitudes de sommeil profondément ancrées en vous risque d'influer considérablement sur votre style de vie, c'est le moment ou jamais, justement, de le remettre en question.

Tout est dit : voici un programme de réduction de sommeil simple, responsable et intelligent. Il est fondé sur le principe que la plupart de ceux qui ont réellement envie de réduire leurs heures de sommeil sont en mesure de le faire, s'ils procèdent de façon progressive et modérée, toujours attentifs aux manifestations de leur corps et de leur esprit. En échange des désagréments passagers des diverses périodes d'adaptation, ils gagneront quelque chose d'extrêmement précieux : du temps. Plus de temps, plus d'heures de veille, c'est en fait plus de vie. A la portée de votre main.

Achevé d'imprimer le 13 janvier 1981
sur les presses de l'Imprimerie Delmas
à Artigues-près-Bordeaux.

Dépôt légal : 1er trimestre 1981.
N° d'impression : 31978.
N° d'édition : 351.